ISBN 978-3-662-39076-4   ISBN 978-3-662-40057-9 (eBook)
DOI 10.1007/978-3-662-40057-9

Berichterstatter: Geh. Regierungsrat Prof. Dr. phil. Theodor Henkel
Mitberichterstatter: Prof. Dr. phil. Traugott Baumgärtel

Tag der Einreichung der Arbeit: 7. III. 1928
Tag der Annahme der Arbeit: 12. III. 1928

Sonderdruck aus „Milchwirtschaftliche Forschungen", Bd. 7, H. 1

Vorwort.

Die vorliegende Arbeit wurde im Mikrobiologischen Laboratorium der Bayerischen Hauptversuchsanstalt für Landwirtschaft an der Technischen Hochschule in München angefertigt. Das hierzu erforderliche Untersuchungsmaterial wurde in bereitwilliger Weise von den Leitern einiger fortschrittlicher Betriebe zur Verfügung gestellt, und ich möchte nicht versäumen, hierfür bestens zu danken.

Eine angenehme Pflicht ist es mir, meinem hochverehrten Lehrer, Herrn Geh.-Rat Professor Dr. Th. Henkel, dem Vorstand dieses Instituts, meinen ergebensten Dank für die gütige Zuweisung des Themas sowie für die Überlassung des benötigten Materials zum Ausdruck zu bringen.

Weiterhin möchte ich dem Konservator an der Bayerischen Hauptversuchsanstalt für Landwirtschaft, Herrn Professor Dr. Tr. Baumgärtel, dem Leiter des Bakteriologischen Laboratoriums dieser Anstalt, für das große Interesse, das er dieser Arbeit entgegengebracht hat, und für seine liebenswürdige und allzeit bereitwillige Unterstützung danken.

Inhaltsverzeichnis.

A. Einleitende Bemerkungen über die Herkunft der Mikrobenflora der Milch.
B. Experimentelle Untersuchungen.
    I. Untersuchungen über die normale Zusammensetzung (Zahl und Art) der Mikrobenflora der Kuhzitze.
        1. Versuchsreihe: Mikroskopische und kulturelle Bestimmungen der in der Zitze vorkommenden Mikrobenarten.
        2. Versuchsreihe: Wiederholung der Versuchsreihe 1 mit besonderer Berücksichtigung des Nachweises von Bakterien der Coli-Aerogenes-Gruppe.
        3. Versuchsreihe: Wiederholung von Versuchsreihe 1 und 2 mit besonderer Berücksichtigung der Milch-„Gärbilder".
    Zusammenfassung.
    II. Praktische Maßnahmen zur Verhinderung des Eindringens von Bakterien in die Zitze.
        1. Versuchsreihe: Beeinflussung der Mikrobenflora durch gutes Ausmelken mit nachfolgender Desinfektion.
        2. Versuchsreihe: Verschluß der Kuhzitze durch Gummi- bzw. Kollodiumüberzüge.
        3. Versuchsreihe: Umhüllung des Euters mit dem Henkelschen Euterschutz.
    Zusammenfassung.
C. Versuchsergebnisse.

A. Einleitende Bemerkungen.

Es ist eine alte Erfahrungstatsache, daß Milch, so wie sie gewöhnlich gewonnen wird, in offenen oder geschlossenen Gefäßen bei gewöhnlicher Temperatur nach verhältnismäßig kurzer Zeit schon durchgreifende Veränderungen in Geschmack und Geruch erleidet, etwas später auch in der Konsistenz, worauf allmählich ein völliges Verderben folgt. Die Ursache dieser Veränderungen sind gewisse Mikroben, deren Fehlen der Milch eine unbeschränkte Haltbarkeit verleihen würde. Untersuchungen über die Marktmilch von großen Städten ergaben nach *Renk*[1], *Genns*[2], *Knochenstiern*[3], *Sacharbekoff*[4] und *Park*[5] 250000 bis 115 Millionen Keime in 1 ccm Milch. Auf die Frage, woher diese große Zahl von Bakterien kommt, lassen sich verschiedene Gründe anführen.

Die stärkste Infektion tritt kurz nach der Gewinnung der Milch ein. Fremdstoffe der verschiedensten Art gelangen schon beim Melken in die Milch in Form von Staub und Kotteilchen, die in der niederfallenden Stalluft sind oder an den die Milchdrüse umgebenden Partien haften, oder in Gestalt von Hautschuppen und Haaren. Ferner ist zu berücksichtigen, daß häufig die benutzten Gefäße unrein sind und stark mit Keimen zersetzte Wasser- und Milchreste enthalten. Durch mehrmaliges Umfüllen, Seihen und Kühlen im Stall findet noch eine weitere Verunreinigung statt. Berücksichtigt man, daß 1 g Kot 20—40 mg Bakterien enthalten kann, ferner, daß 1 mg 1 Milliarde Bakterien entspricht, so leuchtet ein, daß schon eine kaum sichtbare Verunreinigung einen gewaltigen Einfluß auf den Keimgehalt der Milch haben kann, um so mehr, als diese Mikroben in der Milch größtenteils ein für ihre Vermehrung außerordentlich günstiges Nährmedium finden. Damit hängt aber der Wert und die Haltbarkeit innig zusammen. So konnte *Dombrowski*[6]) über die Verunreinigung der Milch folgende Zahlen ermitteln:

[1] *Renk*, Münch. med. Wschr. **1891**, H. 6 u. 7.
[2] *Genns*, Arch. f. Hyg. **9**, 369 (1889).
[3] *Knochenstiern*, Diss. Dorpat 1893, ref. Zbl. Bakter. **15**, 313 (1894).
[4] *Sacharbekoff*, Diss. Petersburg 1895, ref. Zbl. Bakter. II. Abtlg. **2**, 545 (1896).
[5] *Park*, J. of Hyg. **1901**, 393.
[6] *Dombrowski*, Zbl. f. Bakter. **1910**, 346.

Infektion {frische Milch . . . . 6 660 Keime
Passierung durch 6 Gefäße . 97 600 „

Körperpflege {Milch geputzter Kühe . . . . 20 600 „
Milch ungeputzter Kühe . . . 170 000 „

Diese in die Milch gelangten Bakterien vermehren sich sehr rasch, so daß sich in kurzer Zeit die vorher für Marktmilch angegebenen Zahlen ergeben.

Nicht allein nach dem Melken tritt eine Infektion ein, sondern zumeist schon vorher. Besonders die ersten Milchstrahlen zeigen einen hohen Keimgehalt, der auf eine Kontaktinfektion von außen her zurückzuführen ist. *O. Uhlmann*[1] konnte an Serienschnitten präparativ nachweisen, wie von außen her eine Einwanderung von Mikroben in die Zisterne sogar bis in die Drüsenkanäle stattfindet. Die hierfür angegebenen Zahlen weisen Schwankungen auf von einigen Hundert bis zu vielen Tausend; denn die Zitzenmikrobenflora ist sehr unbeständig, und es zeigen sich Unterschiede von Tier zu Tier und Viertel zu Viertel. Man hat sich in der Praxis die Erkenntnis vom hohen Keimgehalt der Vormilch zunutze gemacht, indem man die ersten Milchstrahlen nicht in die Streu, sondern in ein eigenes Gefäß melkt und so eine Infektion der ganzen Milch verhindert.[2]

Viel ist darüber gestritten worden, ob es überhaupt möglich ist, aus dem Euter durch besondere Maßnahmen, wie aseptisches Melken, ein keimfreies Sekret zu erhalten. *Simon*[3], *Harrison*[4], *Barthel*[5] und *Burr*[6] haben an den Milchdrüsen frisch geschlachteter Tiere nachgewiesen, daß sie bei den einen keimfrei, bei den anderen aber keimhaltig seien. Während nun die einen die Keimfreiheit der Drüse als feststehende Tatsache annahmen — *Bergey*[7] konnte bei der großen Zahl seiner Versuche in 32% keimfreie Milch erhalten —, behaupten die anderen neuerdings, daß die Milch im Euter schon Keime enthält. Bei wirklich aseptischem Melken und Entfernen der ersten Strahlen fand *Freudenreich* im Mittel von 18 Melkungen 230; *Ch. E. Marshall* 295; *H. Russel* 330; *Burri* und *Hohl* 341 Keime pro 1 ccm[8]. *Weigmann*[9] führt diese Keime auf eine „galaktogene" (*Ernst*) Infektion, genau wie sie bei der Vormilch stattfindet, zurück. Nach seiner Ansicht gelangen dieselben bis hinauf in die feinsten Kanälchen und Drüsenbläschen. Die Jahre hindurch gleichgroße Besiedelung des Euters mit Bakterien, die auch *Steck*[10] fand, und die in den einzelnen Vierteln unterschiedlich ist, führt er „auf die Ungleichheit der Fähigkeit der Drüsen und der Epithelzellen der Höhlungen, gewisse wachstumshemmende Stoffe und Zellen (meist Leukocyten) abzuscheiden". Nach *Steck* stellt die bakterielle Besiedelung einen Reizzustand dar und ist als chronische leichtgradige Euterentzündung anzusprechen, die aber als normal zu bezeichnen ist. Wichtig scheinen mir besonders die Untersuchungen *Gorinis* zu sein, den ich wörtlich anführen will:

„Über die Euterkokken (Mammococcus). Von Prof. Dr. *Const. Gorini*.

Zusammenfassung. Die eigentliche, beständig im Parenchym angesiedelte Eutermikroflora, welche von der unbeständigen Zitzenmikroflora zu unterscheiden

---

[1] *O. Uhlmann*, Zbl. Bakter. 1. Abtlg. **35**, Orig. 224 (1903).
[2] *Ostertag* und *Henkel*, Melkbüchlein.
[3] *J. Simon*, Diss. Erlangen 1898.
[4] *F. C. Harrison*, Rev. gén. du lait **1**, 457 ff. (1901/02); **2**, 457 ff. (1902/03).
[5] *Chr. Barthel*, Rev. gén. du lait **1**, 505, 529.
[6] *Burr*, Zbl. Bakter. 2. Abtlg. **8**, 236 (1902).
[7] *Bergey*, zit. nach *Sommerfeld*, Handbuch d. Milchkunde 585.
[8] Zit. nach *Weigmann*, Pilzkunde der Milch 2. Aufl. 145.
[9] *Weigmann*, Pilzkunde der Milch 2. Aufl. 142.
[10] *Steck*, zit. nach *Ernst*, Grundriß der Milchhygiene 2. Auf. 199.

ist, besteht im wesentlichen aus den säureproteolytischen Kokken, die ich im Jahre 1901 nachgewiesen und 1902 beschrieben habe.

Diese Kokken weisen eine große Heterogenität und Variabilität der morphologischen und physiologischen Eigenschaften auf, so daß sie in verschiedene Typen und intermediäre Untertypen eingeteilt werden können; dadurch erklärt man, warum sie unter verschiedenen Namen beschrieben worden sind. Das beste ist, sie insgesamt *Euterkokken* (Mammococcus) zu benennen.

Es ist schwer zu bestimmen, ob sie von außen her oder aus dem Innern des Organismus herkommen; jedenfalls sind sie von den saprophytischen Luftkokken zu unterscheiden, vielmehr sowohl mit den Enterokokken als mit den Eiterkokken verwandt.

Während sie unter normalen Verhältnissen als unbedeutend für das Euter und nützlich für die Käsereifung zu betrachten sind, können sie unter anormalen Verhältnissen so nachteilig werden, daß sie Mastitis hervorrufen. Bevor sie jedoch echt pathogene Eigenschaften annehmen, können sie schon für die Haltbarkeit und für die Verarbeitung der Milch schädlich werden, obwohl das Euter anscheinend gesund und die Milch anscheinend normal sind; dazu genügen nach meinen Untersuchungen die Milchstauungen, welche nur zu häufig und unbemerkt auf unvollständiges und unrichtiges Melken folgen.

Die mit solchen anormalen Verhältnissen der Euterkokken abhängigen Veränderungen der Milch sind hauptsächlich von enzymatischer Natur, so daß für ihre Kontrolle die gewöhnliche organoleptische und chemische Untersuchung wenig nützlich ist; es ist vielmehr eine umfassende mikrographisch-zymoskopische und labzymoskopische Untersuchung erforderlich, welche sofort bei der von den einzelnen Euterviertln aseptisch gemolkenen Milch und nach voraufgegangener Beseitigung der ersten Striche vorgenommen werden muß.

Solche Kontrolle ist geeignet, wertvolle Anhaltspunkte für die Aufklärung von Mißerfolgen in dem Konsum und in der Bearbeitung der Milch."
(Milchw. Forschgn **3**, H. 2 u. 3.)

Neben diesen Keimen, die sich ständig im Euter befinden und mit der Milch teilweise ausgeschieden werden, finden sich in ihr auch noch häufig andere Keime, die auf „hämatogenem" Wege hineingelangt sind. Auch über diese Frage ist viel gestritten worden. *Lister*[1], *Meissner*[2] und *Escherich*[3] behaupten, keimfreie Milch erhalten zu haben. *Boeckhout, de Vries*[4], *Koning*[5] und *v. Freudenreich*[6] dagegen fanden das Gegenteil bestätigt und nehmen eine Infektion schon im Drüsenläppchen an. Andere gingen noch weiter und bezeichneten das Euter als Ausscheidungsorgan für die Bakterien des ganzen Körpers. Nach den zahlreichen sich diametral gegenüberstehenden Ansichten darf man annehmen, daß eine hämatogene Infektion nur dann gegeben ist, wenn sich Hämorrhagien in der Milch finden, die meist mit einer Erkrankung zusammenhängen. Bei Innehaltung peinlich aseptischer Verhältnisse wurden im Lauf der Jahre immer mehr Befunde erhoben, die die Annahme stützen, daß bei gesunden Tieren das Sekret keimfrei sezerniert wird.

An eine Beseitigung der Euterkokken läßt sich nicht denken; diese machen auch in der Regel keinen Schaden. Auch eine evtl. hämatogene Infektion läßt sich nur bei Behandlung der Kühe durch den Tierarzt

---

[1] *I. Lister*, Pharm. J. and Transact of the Pathol. Soc. of London **29**, 29 (1878).
[2] *Meissner*, zit. nach Hueppe, Mitt. ksl. Gesdheitsamtes **2**, 309 (1884).
[3] *Escherich*, zit. nach *Grimmer*, Lehrbuch der Chemie und Physiologie der Milch.
[4] *Boeckhout* u. *de Vries*, Zbl. Bakter. **7**, 825 (1901).
[5] *Koning*, Milchw. Zbl. **2**, 313 (1906).
[6] *v. Freudenreich*, Zbl. Bakter., 2. Abtlg. **10**, 401 (1903).

heilen. Dagegen haben wir die Möglichkeit, eine „galaktogene" Infektion zu verhindern oder wenigstens zu hemmen, falls wir uns vor Schaden bewahren wollen. Warum suchen wir das Eindringen von Bakterien in die Zitze zu verhindern? Ich habe schon erwähnt, daß keimfreie Milch eine unbeschränkte Haltbarkeit besitzt. Die Mikroben dagegen können oft schon in kurzer Zeit tiefgreifende Veränderungen hervorrufen. Dazu kommt, daß gewisse Mikroben, und das sind hauptsächlich die von außen in die Zitze gelangenden Keime, Veränderung in Farbe, Geruch, Geschmack und Konsistenz hervorrufen, welche wir als „Milchfehler" bezeichnen. Ferner ist auch die mit Keimen infizierte Milch häufig vom gesundheitlichen Standpunkt aus zu beanstanden. Schließlich wäre auch noch zu erwähnen, daß von außen her Bakterien in das Euter gelangen, die hier schwere Erkrankungen hervorrufen und auf diese Weise großen Schaden bringen. Aus diesen Gründen ergibt sich die Forderung nach Abhilfe.

Immer schon war man bestrebt, seit der Erkenntnis, daß Bakterien ins Euter gelangen, diese fern zu halten. Grundbedingung ist hier wie in der ganzen Milchwirtschaft peinlichste Reinlichkeit. Dies beweisen aufs deutlichste Untersuchungen der ersten Milchstrahlen bei Tieren, die in einem sauberen bzw. schmutzigen Stall untergebracht sind.

In folgender Arbeit sollen kritische Untersuchungen über die Mikrobenflora der Kuhzitze angestellt werden, um möglicherweise auf dieser Grundlage neue Vorschläge für praktische Schutzmaßnahmen gegen das Eindringen von Bakterien in die Zitze entwerfen zu können.

B. Experimentelle Untersuchungen.
I. Untersuchungen über die normale Zusammensetzung (Zahl und Art) der Mikrobenflora der Kuhzitze.

Für die vorliegenden Untersuchungen wurde zunächst ein Stall gewählt, der seit 15 Jahren Kindermilch in eine Großstadt liefert. Ehe ich auf die Untersuchungen näher eingehe, seien im folgenden die Einrichtungen dieses Stalles sowie Pflege und Haltung der Tiere erläutert.

Der Stall, der im Lauf der Jahre zusammengesetzt wurde aus drei Gebäuden, hat eine Länge von 25,5 m und eine Breite von 14,5 m, bei einer Höhe von 2,8 m. Die Tiere sind in 5 Querreihen aufgestellt, wobei zwischen je zwei Reihen ein Futtergang durchläuft, während die fünfte Reihe (Jungvieh) gegen die Ostwand sieht. Die Aufstallung ist gewöhnlicher Langstall von 2,8 m Standlänge, bei einer Standbreite von 1,10 m für ein Tier. Die Barrenhöhe beträgt 80 cm über dem Boden. Als sehr günstiges Moment wäre zu nennen die große Geräumigkeit, welche ein Sauberhalten leichter ermöglicht, ferner hat der Stall viel Licht und verhältnismäßig gute Ventilation, welche mittels besonderer Abzugsschächte geschieht. Diese Momente tragen dazu bei in hohem Maße, daß sich die Tiere wohlfühlen und gesund. Viel frische Luft und genügend Licht sorgen für eine Hemmung der Bakterienentwicklung.

praktische Maßnahmen zur Verhinderung ihres Eindringens in die Zitze. 39

Im Stall standen zur Zeit der Untersuchung 33 Stück Vieh, 1 Bulle und 18 Stück Jungvieh. Die Tiere gehörten mit ein paar Ausnahmen der Allgäuer Rasse an, drei Kühe waren schwarzbunt, drei waren Kreuzungen von Allgäuern und Holländern. Die Jahresproduktion an Milch ging nahezu an 100000 l.

Zur Wartung des Stalles war ein Oberschweizer vorhanden, der unterstützt wurde von seiner Frau sowie von einem Unterschweizer. Derselbe war in Stallarbeit vorzüglich, er hielt auf peinlichste Sauberkeit und verstand sich gleich seinen Hilfskräften sehr gut aufs Melken. Gefüttert wurde an die Milchtiere zur Zeit der Untersuchungen Häcksel (zwei Drittel Heu, ein Drittel Stroh) bis zur Sättigung, pro Kopf und Tag 30 kg Rüben und je nach Leistung 2—3 kg Weizenkleie.

Die Arbeitseinteilung war folgende: $3^1/_2$—$5^1/_4$ Uhr morgens Melken, hernach Füttern bis 8 Uhr, nebenbei Entfernung des Düngers, Einstreuen und Putzen der Tiere. Von 9 Uhr vormittags war Pause bis zum Beginn der nächsten Melkzeit um $3^1/_2$ Uhr nachmittags. Hernach wurde wieder eingestreut und gefüttert usw. Einstreu war in Form von sehr gutem, abgeschnittenem Roggenstroh in der Wirtschaft in reichlichster Menge vorhanden. Außerdem ging etwa jede Stunde jemand durch den Stall, um nachzusehen und den frisch abgesetzten Kot zu entfernen, damit die Tiere sauber lagen. Einige Zeit vor dem Melken wurden die Kühe kurz aufgetrieben. Dadurch wurde erreicht, daß sie Kot und Harn absetzten und diese noch entfernt werden konnten, so daß beim Melken selbst große Ruhe herrschte und auch möglichst wenig Staub entwickelt wurde. Die Euter wurden mit einem trockenen Tuch abgerieben und nur wenn sie mit Kot stark verschmutzt waren, wurden sie gewaschen und hernach abgetrocknet. Gemolken wurde nach der Allgäuer Methode, also mit der Faust, am Schluß das Euter massiert und die Milch bis auf die letzten Reste entfernt. Ich darf also behaupten, daß es in dem Stall sehr sauber war nach landläufigem Begriff, wenn auch zugegeben sei, daß dies von der Personenfrage nicht zum letzten abhängig ist.

Der ganze Betrieb wurde überwacht von einem Tierarzt der Anlieferungsstelle, wo die Milch täglich nach den üblichen Methoden auf Zellen, Bakterien, Schmutz und Alter untersucht wurde, um eventuelle krankhafte Milchveränderungen bzw. Krankheitserreger festzustellen. Daneben wurde die Stallkontrolle ständig ausgeübt, und so sollte durch beides zusammen eine einwandfreie Milch geliefert werden, welche ohne Bedenken in rohem Zustand an Kinder verabreicht werden kann.

In diesem Stall begann ich meine Untersuchungen. Es ist ja schon längst bekannt, daß gerade die erstermolkene Milch am keimreichsten ist. Vom Drüsengewebe aus dürfte die Milch, wie oben ausgeführt, keimfrei sein. Eine geringe Infektion findet aber bald durch die ständig vorhandenen Euterkokken statt. Die Zisterne, die normalerweise bei sauberem Ausmelken zwischen den einzelnen Melkzeiten leer ist, da die während dieser Zeit vorgebildete Milch in den Drüsenbläschen und Kanälen zurückgehalten wird, ist durch einen Ringschließmuskel um den Strichkanal von außen abgeschlossen. Dieser Strichkanal ist ausgekleidet von feinen Schleimhautfalten, die ständig einen gewissen Feuchtigkeitsgehalt aufweisen. Wenn auch der Schließmuskel gut funktioniert, so kann er nie so hermetisch abschließen, daß die Bakterien keinen Eingang von außen fänden. Hier haben wir die Eingangspforte für die verschiedenartigsten Mikroben zu suchen, die einmal nicht pathogener Art keinen Schaden verursachen, häufig jedoch schädlicher Natur sind und dann zuerst eine Entzündung der Schleimhäute hervorrufen. Solche Eutererkrankungen machen aber hier nicht halt, sondern werden übertragen auf andere Tiere und so zu einer Seuche, die nicht nur einen großen Schaden für den Besitzer, sondern einen ebenso großen für die Gesundheit der Verbraucher bedeuten können.

Die Mikroben kommen also von irgend woher an die Mündung des Strichkanals, finden hier ein feuchtwarmes Medium namentlich bei schlechtem Ausmelken, das die besten Unterlagen für eine gute Entwicklung und ein rasches Wachstum bildet. So können sie im Strichkanal nach oben in die Milchzisterne gelangen, wo sie in der fertigen Milch von 37°C alles haben, was sie zu ihrem Gedeihen benötigen. Es ist daraus auch zu erklären, daß die ersten Milchstrahlen eine hohe Keimzahl aufweisen. Wird nun gemolken oder saugt das Kalb, so kommt von oben herab ein starker Strom, der normalerweise wieder alles hinausschwemmen kann. Ich habe mich daher in meinen Untersuchungen darauf beschränkt, nur die ersten Strahlen zu untersuchen, da ich hierdurch genügend Aufschluß bekommen konnte über die von außen eingedrungenen Mikroben.

Um nur die im Euter einschließlich des Strichkanals enthaltenen Bakterien nachzuweisen, ist eine aseptische Gewinnung Grundbedingung. Zu diesem Zwecke wurde vor der Probeentnahme der untere Teil der Zitze mit 60proz. Alkohol, darauf mit sterilem Wasser gereinigt und mit Watte abgewischt. Als Probegefäße wurden durch Watte verschlossene Röhrchen, die vorher durch Erhitzen auf 170° vollkommen keimfrei gemacht waren, verwendet. Die Probeentnahme selbst geschah in der Weise, daß ich nach Abnahme des Wattepfropfens mit sterilen Händen bei möglichster Schräghaltung der Röhrchen, um ein Einfallen der Mikroben aus der stark infizierten Stalluft und der am Äußeren der Kuh, speziell am Euter haftenden Bakterien zu vermeiden, die ersten Strahlen in dieselben auffing. Darauf wurden sie wieder verschlossen, in Eis verpackt, und bis zur Untersuchung im Laboratorium aufbewahrt. Diese Methode ist zwar mit einer geringen Fehlerquelle behaftet, da bei der geringsten Luftbewegung auch in die schräg gehaltenen Röhrchen Keime gelangen können. Jedoch ohne hohe Aufwendungen wird sie sich nicht leicht verbessern lassen und auch für diesen Fall wird es keine absolute Fehlerlosigkeit geben.

I. Versuchsreihe.
(Kulturelle und mikroskopische Bestimmungen der in der Zitze vorkommenden Mikrobenarten.)

Die ersten Versuche dienten dazu, um die Zitzenflora bzw. Flora des Zitzenkanals näher kennen zu lernen.

Es wurden hierzu von den verschiedenen Milchproben abgestufte Verdünnungen mit sterilem Wasser bereitet und von jeder dieser Verdünnungen mit Merckschem Standardnähragar je 1 ccm in sterile Petrischalen zu Platten ausgegossen. Diese blieben für 24 bzw. 48 Stunden in 35° C Thermostaten und wurden dann mit Hilfe eines Zählapparates (Lupenablesung) auf ihre Kolonienzahl untersucht. Durch Umrechnung aus den verschiedenen Verdünnungen bzw. unter Berücksichtigung der zusammengehörigen Kontrollen ergab sich der durchschnittliche Keimgehalt der unverdünnten Originalmilchen. Von diesen Gußplatten wurden außerdem durch Abimpfen der unterschiedlich gewachsenen Kolonien auf neuen Nähragar Reinkulturen angelegt. Diese wurden durch mikroskopische Untersuchung im hängenden Tropfen bzw. im Färbepräparat auf Form, Größe und Gestalt geprüft.

Bei diesen Versuchen, die mit Milchen einer größeren Zahl von Tieren, die wahllos aus dem Bestande herausgegriffen waren, vorgenommen wurden, zeigte sich, daß die Zahl der in den ersten Milchstrahlen vorhandenen Mikrobenarten fast immer außerordentlich groß ist, aber auch nicht unerheblichen Schwankungen unterliegt. Während sich in der einen Probe einige hundert Keime pro Kubikzentimeter fanden, ging sie bei der anderen in die tausend, wobei auch bei ein und derselben Kuh ein großer Unterschied war in den einzelnen Zitzen, sowie auch jede weitere Untersuchung bei ein und demselben Tier große Verschiedenheit aufwies. Zur Erklärung sei angeführt, daß die Vermutung nahe lag, daß der Schließmuskel von Kuh zu Kuh und Zitze zu Zitze verschieden funktioniert. Was von der Zahl gesagt wurde, gilt auch bezüglich der Keimarten. Man kann daraus erkennen, daß die Zitzenflora nicht einheitlich nach Zahl und Art ist, sondern aus einer großen Zahl von Bakterien, wenn auch das eine Mal dieses oder jenes Bakterium in der Überzahl vorhanden ist, besteht. Zum gleichen Ergebnis führten auch die mikroskopischen Feststellungen. Zu diesem Zweck wurden die Proben in Zentrifugenröhrchen mit spitz verlaufendem Ende bei 3000 Umdrehungen geschleudert. Dabei ergab sich ein geringer Satz, der auf Deckglas ausgestrichen und gefärbt wurde.

Diese Versuche ergaben also, daß in den ersten Strahlen, d. h. in etwa 5 ccm der zuerst erhaltenen Milch, eine nach Zahl und Art verschieden zusammengesetzte Mikrobenflora vorkommt.

II. Versuchsreihe.
(Wiederholung der Versuchsreihe I mit besonderer Berücksichtigung des Nachweises von Bakterien der Coli-Aerogenes-Gruppe.)

Zur Nachprüfung der in der ersten Versuchsreihe mitgeteilten Befunde über Zahl und Art der Zitzenmikroflora sollte in einer zweiten Reihe wiederum aus dem gleichen Stall die Milch mehrerer Tiere bakteriologisch untersucht werden und insbesondere mit Hilfe von Spezialmethoden auf ihren Gehalt an Vertretern der Coli-Aerogenes-Gruppe. Da das Vorkommen von Bacterium coli bzw. aerogenes in der Zitze auf das Eindringen von Bakterien aus der Umgebung des Tieres in den Zitzenkanal schließen läßt, wurde der Nachweis dieser Mikroben gleichsam als Maßstab für Eintreten und Stärke der Zitzenverunreinigung verwertet.

Bekanntlich sind die Vertreter der Coli-Aerogenesgruppe weit in der Natur verbreitet und immer an den zur Einstreu benutzten Materialien wie im Kot der Tiere und häufig auch im Harn anzutreffen. Auch auf Futterpflanzen (insbesondere Rüben) kommen sie sehr häufig vor. Wenn sie in die Milch gelangen, so spielen sie hier nicht nur die Rolle harmloser Verunreiniger, sondern sie sind im Molkereigewerbe als Erreger der „Milchfehler" gefürchtet. Es ist auch bekannt, daß manche Stämme dieser Bakteriengruppe menschen- und tierpathogene Eigenschaften annehmen und Krankheiten, wie Darmkatarrh, Schweinepest, Kälberruhr und Euterentzündungen, hervorrufen können.

Bacterium coli ist ein kurzes Stäbchen von 4 μ Länge, oval, peritrisch begeißelt, meist lebhaft beweglich. Bacterium coli gehört zu den aerophilen Bakterien, doch gedeiht es auch anaerob, wobei es den Sauerstoff aus der Umgebung entnimmt und zwar besonders gerne aus verschiedenen Zuckerarten unter Bildung von Wasserstoffgas neben etwas CO_2. Es wächst am besten bei Körpertemperatur, auf Agar in weinblattartigen Kolonien, meist durchscheinend, bläulich irrisierend, daneben auch in saftig-glänzender Tropfenform. Milch wird in mehreren Tagen bei Zimmertemperatur zum Gerinnen gebracht, bei Bruttemperatur etwas früher. Wichtig ist auch, daß Farbstoffe farblos gemacht werden.

Bacterium aerogenes, ebenfalls ein Kurzstäbchen, ist plumper und kürzer als Coli. Es ist auch aerophil, wächst aber ebenfalls anaerob und entnimmt den Sauerstoff aus der Umgebung, dabei bildet es mehr CO_2, so daß dieses zur Differenzierung verwandt werden kann. Die Kolonien auf Agar sind meist schleimig, saftig glänzend. Milch wird vergärt, wobei das Casein grob ausflockt. Für die vorliegenden Versuche wurde neben dem Merckschen Standardnähragar die Kultur der Coli-Aerogenesvertreter auf Endoschem Fuchsin-Sulfit-Laktoseagar durchgeführt. Da die Bakterien der Coli-Aerogenesgruppe den Milchzucker zerlegen unter Bildung von organischen Säuren und hierbei als Zwischenprodukt Aldehyde entstehen lassen, konnte der mikrobiochemische Nachweis dieser End- bzw. Zwischenprodukte dazu dienen, jede Bakterie kulturell nachzuweisen. Beim Endoschen Agar dient als Indikator für jene Stoffwechselprodukte des Bacterium coli bzw. aerogenes durch Na_2SO_3 entfärbtes Fuchsin. Die leuchtendrote Farbe des Fuchsins ist im frisch bereiteten Endo-Agar durch Sulfitzusatz paralysiert, erscheint aber wieder, wenn der im Endoschen Agar gleichzeitig enthaltene Milchzucker unter Bildung jener Aldehyde bzw. organischer Säuren zersetzt wird. Jede Kolonie des Bacterium coli bzw. aerogenes zeigt daher auf den ursprünglich gelbroten Endonährböden eine mehr oder weniger intensive Rötung, die bei typischem Coli charakteristischen Metallglanz annimmt und bei typischem Aerogenes die starke Schleimproduktion erkennen läßt. Bei den vielen Varietäten des Bacterium coli (Bact. Paracoli) und des Bacterium aerogenes sind diese charakteristischen Bilder des Kolonienwachstums variabel. Auf Grund einer Reihe von Tastversuchen wurde der Endonährboden auf folgende Weise nach den Angaben von *Baumgärtel*[1] bereitet. Auf 1000 ccm frisch bereiteten Merckschen Standard-Nähragar kommen: „10 ccm einer 10proz. Sodalösung, 10 g Milchzucker und 5 ccm einer alkoholischen Fuchsinlösung, die so bereitet ist, daß man 10 g kristallisiertes Fuchsin in 100 ccm 96proz. Alkohol 24 Stunden stehen läßt und dann abgießt. Zum Schluß werden dem Nährboden noch 25 ccm einer frisch bereiteten 10proz. Natriumsulfitlösung zugefügt, wodurch der fuchsinrote Nährboden bis auf einen schwachgelblich-rötlichen Schimmer entfärbt wird."

Zur Anlage der Kulturen wurden von den verschiedenen Milchproben, die von der Entnahme bis zur Untersuchung wiederum auf Eis aufbewahrt wurden, je vier Normalösen auf Endoagarplatten ausgespatelt. Ebenso wurden Agarkulturen angelegt. Sämtliche Kulturschalen blieben dann 24 bzw. 48 Stunden im 35°-Thermostaten. Da nach den Befunden der ersten Versuchsreihe anzunehmen war, daß der einfache Plattenausstrich der frisch ermolkenen und hierauf gekühlten Milch kein oder nur ein schwaches Wachstum der Coli-Aerogenesvertreter zeitigte, wurden neben diesen Originalausspaltungen auch noch Anreicherungsproben, die 16 Stunden bei ca. 20° C aufbewahrt waren, zur Anlage der Kultur nach Endo verwertet. Auch diese Proben blieben im 35°-Brutschrank.

Da nach 24 Stunden bei allen Kulturen noch kein deutliches Wachstum festzustellen war, blieben die Platten noch weitere 24 Stunden im Thermostaten. Das Ergebnis von 10 derartig geprüften Tieren (je 1 Probe von den 4 einzelnen

---

[1] *Baumgärtel*, Vorlesungen über landwirtschaftliche Mikrobiologie, II. Teil landwirtschaftlich-mikrobiologische Untersuchungsmethodik S. 52.

praktische Maßnahmen zur Verhinderung ihres Eindringens in die Zitze. 43

Strichen) ist bezüglich des Coli-Aerogenesnachweises in der nebenstehenden Tabelle zusammengestellt.

Wie aus dieser Übersicht hervorgeht, fand sich Bakterienwachstum im Originalausstrich bei 9 Proben. Bei 5 Tieren waren alle 4 Striche im Originalendoausstrich steril. Viermal von den 9 Proben mit Wachstum waren 2 Striche, und 1 mal 1 Strich bakterienhaltig.

Vergleicht man Originalausstrich mit Anreicherungsausstrich, so findet sich wenig Übereinstimmung. Im Original positive Striche sind in der Anreicherung negativ und umgekehrt. Zur Erklärung dafür wäre zu sagen, daß auf einem Spezialnährboden nur bestimmte Bakterien gedeihen, und daß sich die in der Milch vorhandenen Keime verschieden entwickeln und im Kampf ums Dasein schließlich nur einige die Konkurrenten überwuchern.

Im Anschluß an diese allgemeinen Feststellungen wurde die mikroskopische Prüfung der Kulturen vorgenommen.

Tab. 1. Ergebnis der Plattenkultur nach 48 Stunden.

Kuh Nr.	Originalausstrich				Ausstrich nach 16 Stunden Anreicherung			
	vorne rechts	vorne links	hinten rechts	hinten links	vorne rechts	vorne links	hinten rechts	hinten links
48	trock. rötl. Kolonie	große saftige rötl. Kolonie	—	—	—	saft. rötliche Kolonie	—	—
55	—	—	trockene rötl. Kolonie	rötl. saftige Kolonie	—	—	—	rötl. saftige Kolonie
69	—	—	saftig rötliche Kolonien	—	—	—	—	—
72	—	—	—	—	saftige, glänzende, rötliche Kolonien			
261	—	—	—	—	saft. rötliche Kolonie	—	—	saftig rötliche Kolonien
278	—	—	—	—	saft. rötl. u. kleine Kol.	—	—	saftig rötliche u. kleine Kol.
284	—	—	—	—	—	—	—	—
285	—	—	—	—	—	—	—	—
288	kleine saft. rötl. Kolonie	saft. rötliche Kolonie	—	—	—	saft. rötliche Kolonie	—	—
492	—	trockene rötl. Kolonie	—	—	—	trock. mattschein. Kol.	—	—

Mikroskopischer Befund.

1. Originalausstrich:

48 v. l. gram-negative Stäbchen, mittelgroß, deutlich plasmolysiert coliform.
48 v. r. gram-labile Kokken, lanzettförmig, offenbar Streptoc. lact.
69 h. r. gram-positive plumpe Kokken in Paketlagerung.
69 h. l. gram-negative coliforme Stäbchen.
261 h. r. und h. l. gram-negative coliforme Stäbchen.
288 v. r. gram-labile Kokken von mittelfeinem Korn in Diplolagerg.
288 v. l. gram-negative typisch coliforme Stäbchen.
492 v. l. gram-positive plumpe Kokken in Paketlagerung.

2. Anreicherungsausstrich:

48 v. l. gram-negative coliforme Stäbchen.
69 h. l. gram-negative coliforme Stäbchen.
261 v. r. typische gram-negative Stäbchen Coliform.
261 v. l. typische gram-negative Stäbchen Coliform.
261 h. r. typische gram-negative Stäbchen Coliform.
261 h. l. typische gram-negative Stäbchen Coliform.
278 v. r. gram-negative coliforme Stäbchen.
278 h. l. gram-negative coliforme Stäbchen.
285 h. l. gram-negative Kokken von mittelfeinem Korn in Traubenlagerung sowie coliforme Stäbchen.
285 v. r. typische gram-negative coliforme Stäbchen.
288 v. l. gram-negative coliforme Stäbchen.
492 v. l. gram-positive Kokken, plump, Sarcinen.

Diese Befunde ergaben unter Anwendung der Gramschen Färbung[1], daß es sich ausnahmslos um Bakterienansiedelungen handelt. Bei 16 Proben ergab die Untersuchung gram-negative coliforme Stäbchen, bei 6 Proben handelte es sich um Kokken teils in Traubenform (Staphylokokken), teils in Paketlagerung (Sarcinen), einmal offenbar um Streptokokken. Als besonderer Befund sei hervorgehoben, daß bei einer Probe (285 v. r. und h. l.) neben coliformen Stäbchen bzw. gram-negativen Kokken Bacterium prodigiosum nachgewiesen werden konnte. Bemerkt sei noch, daß die bis Abschluß der Untersuchungen aufbewahrten Milchproben gleichfalls das Vorhandensein von Bacterium prodigiosum erkennen ließen, da hier die charakteristische Rotfärbung zustande kam. Wie diese Proben, so zeigten auch die übrigen in Übereinstimmung mit den mikroskopischen Befunden ein entsprechendes Verhalten im Gerinnungsverlauf. Sämtliche Milchproben, in denen coliforme Stäbchen nachgewiesen werden konnten, waren im Verlauf von 5 Tagen geronnen. Wenn man nach Form, Aussehen und Größe der Kolonien, sowie im Mikroskop zwischen Bacterium coli com. und Bacterium coli-aerogenes unterscheidet, so zeigen auch die Milchproben entsprechende Gerinnungsbilder.

Nach den Kolonien handelt es sich bei den Proben Nr. 288 v. l., 261 h. l. und r. um Bacterium aerogenes, bei den übrigen um Bacterium coli

---

[1] *Baumgärtel*, Vorlesungen über landwirtschaftliche Mikrobiologie, 2. Teil landwirtschaftlich-mikrobiologische Untersuchungsmethodik S. 22.

bzw. paracoli. Die aerogeneshaltigen Proben zeigen das typische Gerinnungsbild der gasigen Zersetzung. Die Caseinkoagula sind von Luftblasen dicht durchsetzt und von diesen in die Höhe getrieben.

In 2 Strichen fanden sich bei Probe 285 (v. r. und h. l.) im Anreicherungsausstrich siegellackrote Kolonien, die sich bei weiterer kultureller Prüfung als Ansiedelung von Bacterium prodigiosum erwiesen.

Um die gezüchteten Coli- bzw. Aerogenesstämme auf ihr Gasbildungsvermögen zu prüfen, wurde je eine Normalöse der Endokulturen in 3 ccm 1 proz. Traubenzuckeragar nach dem Prinzip der Schüttelkultur verimpft und 24 Stunden bei 30° bebrütet. Entsprechend der oben bereits vorgenommenen Unterscheidung zwischen Bacterium coli und paracoli bzw. Bacterium aerogenes fand sich (schon nach 6 Stunden) ein unterschiedliches Gasbildungsvermögen, indem bei den Aerogenesstämmen eine starke Versprengung des Nährsubstrates zustande kam, bei Bacterium coli deutliche Gasblasenbildung und bei Bacterium paracoli letzteres überhaupt nicht oder nur schwach. Die Prüfung der Traubenzuckeragarkulturen mittels Lackmuslösung ergab weiterhin eine dem Gasbildungsvermögen entsprechende unterschiedliche Säureproduktion. Diesem unterschiedlichen Säuregehalt der Traubenzuckeragarkulturen entsprach auch der Säuregehalt in den Milchproben, der entsprechend den darin enthaltenen Coli- bzw. Aerogenestypen deutlich abgestufte Farbumschläge bei der Prüfung mit Lackmus erkennen ließ. Hier fand sich bei den aerogeneshaltigen Proben schärfstes Rot gegenüber rötlich-violett der paracolihaltigen Proben.

Zur Bestätigung vorstehender Befunde sollte bei einer weiteren Untersuchung mit den Proben der gleichen Tiere und auch unter sonst gleichen Versuchsbedingungen der Colinachweis mit Hilfe des Endoschen Spezialnährbodens erbracht werden. Es wurden hierzu von den unter aseptischen Kautelen entnommenen Proben je 6 Normalösen auf Endoagar ausgespatelt und bei 35° bebrütet.

Da bei 2 Strichen der Probe 285 (v. r. und h. l.) der Nachweis von Bacterium prodigiosum geglückt war, wurden von diesen Proben neben dem Endoausstrich insgesamt 20 Normalösen auf Nähragar ausgespatelt. Diese Platten blieben bei 20°.

Wie früher wurde auch jetzt der Colinachweis nach 16 stündiger Anreicherung versucht. Von jeder Probe wurde hierzu eine Normalöse wieder auf Endo ausgestrichen und 48 Stunden bei 35° bebrütet. Die so angelegten Kulturen wurden nach 48 Stunden untersucht, hierbei ergaben sich folgende Befunde (s. Tab. 2, S. 46).

Wie schon aus dieser Zusammenstellung im Vergleich mit dem vorhergehenden Versuch (Tab. 1) hervorgeht, ist der Bakteriengehalt in den einzelnen Strichen bei ein und demselben Tier, wie zu erwarten war, nicht konstant. Während erstmals in einer Reihe von Strichen Bakterien der Coli-Aerogenes-Gruppe neben verschiedenen Kugelformen nachgewiesen werden konnten, sind jetzt bei den gleichen Tieren verschiedentlich

Tabelle 2.

Kuh Nr.	Original					Ausstrich nach 16 Stunden Anreicherung				
	vorne rechts	vorne links	hinten rechts	hinten links		vorne rechts	vorne links	hinten rechts	hinten links
48	—	saftige, rötliche Kolonien	saftige, rötliche, glänzende Kolonien	—		—	—	—	—
55	—	saftige rötl. Kolonien	—	—		—	—	—	—
69	—	—	—	—		—	—	—	—
72	—	—	—	saftige rosa Kolonien		—	—	—	—
261	saftige rötl. Kolonien	—	saftige, rötl., glänz. Kol.	—		saftige, rötliche, glänzende und schleimige Kolonien		
278	—	Proteus	rötl. glänz. Kolonien	Proteus		—	—	—	—
284	—	—	—	—		saftige rötl. Kolonien	—	saftige, rötliche, glänzende Kolonien	—
285	—	—	—	—		desgl.	—	desgl.	—
288	rötliche Kolonien	rötliche Kolonien	rötliche Kol.	rötliche Kolonien		—	saftige, rötl., glänz. Kol.	—	—
492	—	—	—	—		—	—	—	saftige rosa Kolonien

andere Striche bakterienhaltig oder sie erwiesen sich im Gegensatz zu den früheren Befunden als bakterienfrei. In der Anreicherung zeigte sich in einer Reihe von Fällen, daß sie mit den Originalproben übereinstimmten, und daß aber auch mehrfach einerseits die Originalproben Bakterienwachstum zeitigten, während die Anreicherung negativ ausfiel und andererseits die Anreicherung Kulturen lieferte, die bei der Originalprobe nicht festgestellt werden konnten.

Auf Grund des Kolonienwachstums und der mikroskopischen Befunde waren in den Originalausstrichen 48 v. l., 55 v. l., 284 h. r., 288 h. r. bzw. Anreicherung 261 v. l., v. r., h. l. und h. r., 284 v. r., h. r. und h. l., 285 h. r., h. l. und v. r., 288 v. l. Bakterien der Coli-Aerogenes-Gruppe nachweisbar, während in den übrigen Proben gar keine Bakterien oder Kokken festgestellt werden konnten. Diesen bakteriologischen Befunden entsprachen auch im allgemeinen die verschiedenen Gerinnungsbilder der hierzu aufgehobenen Milchproben. Besonders auffallend war — in Übereinstimmung mit den früheren Befunden — die Gerinnung der Proben 261, 285 und 288. Hier war das Koagulum von Gasblasen dicht durchsetzt und in die Höhe getrieben, so daß es über der farblosen Molke stand. Auch der Geruch war bei diesen Proben weit stechender und unangenehmer als bei den übrigen, die meist entsprechend dem bakteriologischen Befund das normale Bild der gallertigen Gerinnung zeigten. Von besonderem Interesse ist es, daß auch bei diesen Versuchen in den Proben 285 Bacterium prodigiosum nachgewiesen werden konnte. Es fand sich früher vorne rechts und hinten links bei dieser Untersuchung, die 8 Tage später erfolgte, vorne rechts und hinten rechts. Bemerkt sei, daß möglicherweise hinten links auch Bacterium prodigiosum enthalten war, daß es hier aber nicht ermittelt werden konnte, da eine ganz besonders starke Coligärung stattgefunden hatte. Auch bei dem daneben stehenden Tier Nr. 288 konnte dieses Mal Bacterium prodigiosum vorne rechts und vorne links nachgewiesen werden.

Um die Ergebnisse der beiden vorbeschriebenen Versuchsserien zu bestätigen, wurden abermals von den gleichen Tieren und wiederum auch unter sonst gleichen Versuchsbedingungen Proben entnommen und auf den Coligehalt geprüft.

Wie früher wurden zunächst 6 Normalösen der frisch entnommenen Proben auf Endoagar ausgespatelt und 48 Stunden bei 35° bebrütet. Zugleich wurde aber auch dieselbe Milch 5 Minuten elektrisch bei 3000 Umdrehungen pro Minute zentrifugiert und dann eine Normalöse des Zentrifugates ebenfalls auf Endo ausgespatelt, um auf diese Weise die in der Originalmilch etwa sehr spärlich vorhandenen Vertreter der Coli-Aerogenes-Gruppe „anzureichern". Das Ergebnis dieser Untersuchungen ist in folgender Tabelle zusammengestellt:

Wie sich aus folgender Tabelle ersehen läßt, ist auch hier im Vergleich zu früher der Bakteriengehalt in den einzelnen Strichen bei ein und demselben Tier nicht konstant. Während früher einzelne Striche Bakterien der Coli-Aerogenes-Gruppe enthielten, sind jetzt dieselben frei oder es waren andere Striche befallen.

Als günstig hat sich das Zentrifugieren erwiesen, denn nicht nur in sämtlichen Proben, wo das Original ein Wachstum hervorbrachte, zeigte es sich auch auf den Platten mit dem Ausstrich des Zentrifugates, sondern auch bei jenen Proben, in denen wegen der niedrigen Zahl der Keime keine Kolonien zu finden waren, erwies sich das Zentrifugat bakterienhaltig.

Die Gerinnungsbilder zeigten wiederum mit dem mikroskopischen Ergebnis zum größeren Teil Übereinstimmung, ein Teil aber stand hierzu im Gegensatz, was wohl darin seine Erklärung findet, daß auf dem Endoschen Nährboden nur ein Teil von Bakterien die richtige Wachstums-

Tabelle 3.

Kuh Nr.	Vorne rechts	Vorne links	Hinten rechs	Hinten links
48 O.[1]	—	—	—	—
48 Z.[1]	—	—	—	—
55 O.	rötl. Kolonien	saft. glänzende, rötl. Kolonien	—	rötl. Kolonien
55 Z.	kleine, rötliche, glänzende Kol.	grauweiße, schwärm. Kol.	rosa Kolonien	kleine, grauweiße Kolonien
69 O.	—	—	—	—
69 Z.	rötl., schleimige Kolonien	—	—	—
72 O.	—	—	—	—
72 Z.	—	—	—	—
261 O.	—	—	rosa Kolonien	—
261 Z.	—	—	kleine rötliche und große schleimige rosa Kolonien	
278 O.	—	schleim., rosa Kolonien	—	—
278 Z.	kleine, rosa Kol.	saftige, glänzende, rötliche, schleimige, Kolonien		
284 O.	—	—	—	—
284 Z.	—	—	zarte, rötl., schleimige Kolonien	
285 O.	—	rötl., saft. Kol.	—	—
285 Z.	—	desgl.	rötl. Kolonien Fuchsinglanz	—
288 O.	schleimige, rosa Kolonien	—	—	rötl. Kolonien
288 Z.	schleimige, rosa u. kleine rötl. Kolonien	—	zarte, rosa gefärbte Kolonien	
492 O.	—	—	—	—
492 Z.	kleine, rötliche Kolonien	—	—	mittelgroße, rosa Kolonien

grundlage findet. Außerdem besteht auch hier wohl die Möglichkeit, daß in den frischen Proben Bakterien der Coli-Aerogenes-Gruppe überwiegen, die aber hernach überwuchert werden von anderen, insbesondere von säureproduzierenden. Es zeigte sich auch, daß zwischen den Ergebnissen der mit Original- bzw. Anreicherungsproben angestellten Untersuchungen nicht immer Übereinstimmung besteht.

III. Versuchsreihe.

(Wiederholung von Versuchsreihe I und II mit besonderer Berücksichtigung der Milch-,,Gärbilder".)

Die Versuche mit der Endoschen Fuchsin-Sulfit-Lactose hatten gezeigt, daß eben hier nur ein beschränktes Wachstum stattfindet. Es fand sich in einer Reihe von Fällen kein Wachstum, obwohl anzunehmen war, daß überall Keime enthalten sind.

[1] O. = Originalmilch, Z. = Zentrifugat.

praktische Maßnahmen zur Verhinderung ihres Eindringens in die Zitze. 49

Um nun auch von den übrigen in der Milch enthaltenen Bakterien ein Bild zu bekommen und sie nach Art bestimmen zu können, wurden neuerdings wahllos von verschiedenen Tieren Proben unter aseptischen Kautelen entnommen und auf neuen Nährboden ausgespatelt. Als Nährboden diente einmal der Mercksche Standardnähragar, der in sterile Petrischalen ausgegossen wurde. [Diese wurden mit je 6 Normalösen der einzelnen bei 0° C aufbewahrten Proben beimpft und ausgespatelt. Von den gleichen Proben wurden dann auch noch Kulturen mittels Milchzuckergelatine hergestellt. Die Milchzuckergelatine ist zusammengesetzt aus Standardnährbouillon, 10 proz. Gelatine und 1% Milchzucker. Von der Milch wurden je 5 Normalösen mit dem verflüssigten Nährsubstrat in Röhrchen vermischt und zu Platten ausgegossen. Die Agarplatten blieben 48 Stunden im 35°-Brutschrank, die Gelatineplatten wurden bei 20° C aufbewahrt.

Was zunächst die Befunde der Agarkulturen anbetrifft, so ergab sich in Übereinstimmung mit den früheren Feststellungen in der ersten Versuchsreihe, daß in den ersten ermolkenen Milchstrahlen eine nach Zahl und Art außerordentlich bunte Flora herrscht.

Zur mikroskopischen Prüfung wurde auch hier von jeder Kulturplatte eine große Anzahl lebender bzw. gefärbter Präparate angefertigt und durchgemustert. Hier zeigte sich wie früher eine nach Form und Größe verschiedengestaltige Bakterienflora. Im Vordergrund standen entschieden grampositive Kokken von verschiedener Größe und Lagerung, sowie gramnegative coliforme Stäbchen, wie sie in Versuchsreihe II ermittelt werden konnten. Die Milchzuckergelatine platten zeigten ebenfalls ein sehr üppiges Wachstum. Am häufigsten waren gelatineverflüssigende Kolonien, die teils als klare Punkte in einer Flüssigkeitsschale lagen, teils ganz trüb und undurchsichtig waren, daneben fanden sich noch an Coli erinnernde, bläulich irrisierende, sowie auch fluoriszierende Bakterienansiedlungen. Diese Kulturen wurden nicht mikroskopisch untersucht, dagegen wurden zur Ergänzung dieser Kulturbefunde von den Milchproben, die 24 Stunden bei 40° zur Ausführung der Gärprobe aufbewahrt waren, Ausstrichpräparate angefertigt, mit Methylenblau gefärbt und mikroskopisch geprüft[1]. Auch hier ergab die Durchmusterung der Präparate eine buntgemischte Bakterienflora. Zum Unterschied aber von denen der Agarkulturen überwogen in diesen Präparaten entschieden entweder die coliforme Stäbchen oder Ketten bildenden Kokken.

Aus diesen Befunden ergibt sich, daß sämtliche Proben in irgendeiner Form durch Bakterien verändert sind, doch keine Probe zeigte (gallertige reine Milchsäuregärung) ganz normale Gerinnung mit dem gewünschten Geruch und Geschmack. Dies ist zwar nicht auffallend, da sich aus Versuchsreihe I ergeben hatte, daß die Flora eine große Verschiedenheit aufweist, und daß häufig in der Milch Keime enthalten sind, die „Milchfehler" erzeugen, wie die besonders in Versuchsreihe II gefundenen Bakterien der Coli-Aerogenes-Gruppe. Die Gerinnungsbilder stimmen nur zum Teil mit den auf Agar- oder Milchzuckergelatine gefundenen Mikro-

---
[1] *Henkel*, Katechismus der Milchwirtschaft IV. Aufl. S. 64.

Tabelle 4. *Ergebnis der Gärprobe.*

Nr.	Gerinnungsbild	Geruch	Geschmack
48 v. l.	gleichmäßig gallertartig	schwach sauer angen,	fad
v. r.	keine, einige Flocken	nicht auffallend	leicht faulig
h. l.	—	unangenehm sauer	leicht faulig
h. r.	—	unangenehm sauer	unangenehm bitter
50 v. l.	—	—	aromatisch
v. r.	—	schwach sauer	bitter
h. l.	—	—	aromatisch
h. r.	—	—	aromatisch
53 v. l.	—	faulig	leicht unangenehm
v. r.	—	schwach sauer	stark sauer
h. l.	—	stechend	leicht sauer
h. r.	—	stechend	wie alte Milch
54 v. l.	—	—	wie alte Milch
v. r.	Molkenabschg. u. Bodensatz	schwach sauer	stark sauer
h. l.	—	schwach sauer	bitter u. sauer
h. r.	—	schwach sauer	leicht sauer, aromat.
76 v. l.	festes Koagulum mit Blasen unter dem Rahm	unangenehm sauer	unangenehm bitter
v. r.	festes Koagulum mit Blasen unter dem Rahm	unangenehm sauer	angenehm
h. l.	klares, gelbes, Serum Bact. synxanthum) stark zerriss. Koag.	—	—
h. r.	gallertartig mit Gasblasen	angenehm sauer	stark sauer
258 v. l.	zerriss. Koagulum	leicht unangenehm	faulig
v. r.	Gasblasen unt. Rahm mit etw. Molkenabsch.	leicht unangenehm	faulig
h. l.	Gasblasen unt. Rahm mit etw. Molkenabsch.	unangenehm	faulig
h. r.	Gasblasen unt. Rahm mit etw. Molkenabsch.	stechend	schwach sauer
259 v. l.	klare Schicht unt. Rahm	etwas sauer	schwach sauer
v. r.	zersetztes Koagulum	unangenehm	faulig
h. l.	gallertartig mit Gasblasen	unangenehm	angenehm sauer
h. r.	gallertartig mit Gasblasen	unangenehm	angenehm sauer
260 v. l.	—	leicht sauer	sehr stark sauer
v. r.	gallertartig mit Gasblasen	stark unangenehm	sehr stark sauer
h. l.	—	leicht faulig	nach alter Milch
h. r.	—	leicht faulig	stark sauer
270 v. l.	—	unangenehm	faulig
v. r.	—	unangenehm sauer	essigsauer
h. l.	—	leicht sauer	essigsauer
h. r.	von Gasbl. stark durchsetzt	aromatisch	angenehm sauer

Tabelle 4 (*Fortsetzung*).

Nr.	Gerinnungsbild	Geruch	Geschmack
277 v. l.	gleichmäßig gallertartig	unangenehm sauer	stark sauer
v. r.	—	angenehm	bitter
h. l.	starke Gärung, Molkenabscheidung	aromatisch	sehr stark sauer
h. r.	griesig	aromatisch	schwach sauer
283 v. l.	gallertartig mit Gasblasen	leicht unangenehm	sehr sauer
v. r.	zerfetztes Koagulum	angenehm sauer	stark sauer
h. l.	zerfetztes Koagulum	angenehm sauer	stark sauer
h. r.	zerfetztes Koagulum	stechend	bitter
284 v. l.	gallertartig mit Gasblasen	schwach sauer	sehr sauer
v. r.	käsig	leicht sauer	stark sauer
h. l.	käsig	leicht sauer	stark sauer
h. r.	gallertartig mit Gasblasen	leicht sauer	aromatisch
286 v. l.	gallertartig mit Gasblasen	schwach sauer	schwach sauer
v. r.	starke Molkenabscheidung	unangenehm	unangenehm sauer
h. l.	starke Molkenabscheidung	unangenehm	unangenehm sauer
h. r.	zerrissenes Koagulum	angenehm sauer	aromatisch

ben überein, es hat sich auch hier, wie früher gezeigt, daß wir es nur ganz ausnahmsweise in den ersten Milchstrahlen mit einer Reinkultur zu tun haben, sondern mit einer nebeneinander bzw. nacheinander lebenden und verschieden zusammengesetzten Bakterienflora.

In der gleichen Weise wurden dann nochmals 8 Tiere geprüft, wobei sich ein entsprechendes Bild ergab.

Zusammenfassung.

In vollem Einklang mit den vorliegenden Literaturangaben ließ sich in den oben beschriebenen Versuchsreihen einwandfrei der Nachweis dafür erbringen, daß im Zitzenkanal eines jeden Milchtieres eine nach Zahlen und Art bunt gemischte Mikrobenflora anzutreffen ist. Auf Grund der weiterhin durchgeführten Spezialuntersuchungen ließ sich dann zeigen, daß an dieser Flora hauptsächlich Kot, Harn- und Streubakterien beteiligt sind und, daß auch die von *Gorini* als „Euterkokken" bezeichneten Mikrokokken, die nach *Gorini* ihren natürlichen Standort im Euter haben, regelmäßig vorkommen. Was ferner insbesondere die Kot- und Streubakterien, d. h. Vertreter der Coli-Aerogenes — bzw. Subtilis und Mesentericusgruppe anbetrifft, so ergab sich ganz allgemein, daß junge, gesunde, hartmelke Tiere hievon weit weniger befallen sind, als alte und leichtmelke Tiere.

Eine wertvolle Ergänzung zu diesen Versuchsergebnissen lieferten die Angaben der Schweizer über Zitzenbau und Melkarbeit bei den hier untersuchten Tieren. So waren nach diesen Angaben die Tiere Nr. 261,

284, 285, 288 und 542, bei denen die bakteriologische Untersuchung der ersten Milchstrahlen einen hohen Keimgehalt ergab und auch besonders Vertreter der Coli-Aerogenes-Gruppe feststellen ließ, meist älter und sehr leichtmelk. Demgegenüber waren die übrigen Tiere, bei denen die bakteriologische Untersuchung der Milch einen spärlichen Keimgehalt ergab, noch verhältnismäßig jung und dem Schweizer als hartmelk genau bekannt.

Wie schließlich aus einigen besonderen Beobachtungen hervorgeht, unterliegt die Zitzenmikroflora fast immer einem großen Wechsel hinsichtlich Zahl und Art der an ihr beteiligten Mikroben. Daß indessen unter Umständen in den Zitzenkanal eingewanderte Mikroben sich hier auch länger halten können, beweisen z. B. der während der Dauer von 17 Tagen wiederholte Nachweis von Bact. prodigiosum.

Zusammenfassend läßt sich sagen, daß der Zitzenmikroflora praktisch eine wesentliche Bedeutung für den Mikrobenbefall frisch sezernierter Milch zukommt.

II. Praktische Maßnahmen zur Verhinderung des Eindringens von Bakterien in die Zitze.

Angesichts der vorbeschriebenen Tatsache, daß im Zitzenkanal eines jeden Milchtieres eine nach Zahl und Art bunt gemischte Mikrobenflora vorkommt, und daß hiervon gewisse Arten menschen- bzw. tierpathogene Eigenschaften besitzen können und viele Milchmikroben als „Milchfehler" gekennzeichnete Schäden hervorrufen können, sollten weiterhin Versuche darüber angestellt werden, ob es nicht möglich sei, durch besondere Maßnahmen das Eindringen von Mikroben in den Zitzenkanal der Milchtiere zu verhindern.

Wichtig erscheint ganz allgemein ein tüchtiges Melkpersonal zu sein. Richtiges Melken ist auch die Vorbedingung für einen guten Ertrag. Durch das sogenannte Strippen erleiden die Tiere eine Deformation der Zitze. Diese wird meist lang, schlaff, der Schließmuskel funktioniert nicht mehr gut, dadurch haben auch die Bakterien leichter die Möglichkeit, in die Zitze einzudringen.

Bei den ersten Versuchen zeigte sich, daß so beschriebene Tiere eine besonders reiche Flora in den ersten Milchstrahlen aufweisen. Typisch dafür war Kuh Nr. 284, welche besonders lange Zitzen hatte. Bei diesem Tier zeigte sich auch die bekannte Tatsache, daß bei der Entnahme der ersten Milchstrahlen beim Melken mit weichen Händen freiwilliger Milchfluß eintrat, während er beim Melken mit harten und rauhen Händen ausblieb. Weiterhin zeigte dieses Tier bei sehr vielen Untersuchungen in den Milchproben eine außerordentlich reiche Zitzen-Mikroflora. Später war dieses Tier erkrankt an Coli-Mastitis und vor kurzer Zeit, nachdem diese Krankheit schon wieder längere Zeit überstanden war, mußte abermals dieses Tier von der Milchlieferung ausgeschaltet werden, wegen Streptokokkenmastitis.

Genau so wichtig, wie das richtige Melken in dieser und auch in anderer Beziehung ist auch das saubere Ausmelken. In den Abhandlungen von *Gorini* wird darauf hingewiesen, daß gerade die Milchstauungen infolge schlechten Ausmelkens oft bewirken, daß auch die harmlosen Euterkokken pathogene Eigenschaften annehmen. Dazu kommt noch, daß ohne ganz besondere Vorrichtungen immer von außen her Bakterien eintreten werden, die natürlich in der mehr oder weniger gefüllten Zisterne ein Medium vorfinden, das eine gedeihliche Entwicklung ermöglicht.

Ferner ist zur Vermeidung einer Übertragung von Bakterien (Ansteckung) nötig, daß sich die Melker nach jeder gemolkenen Kuh die Hände gründlich reinigen. Auch hierfür lassen sich aus den ersten Versuchen Beispiele anführen, wie gerade durch die Hände des Melkers eine Infektion eintritt. Sehr leicht kommen die Hände mit der Milch in Berührung, bei der nächsten Kuh streichen diese mit dem Infektionsstoff an der Zitze herab, und auch das nächste, oft weit davon entfernt stehende Tier leidet plötzlich an der gleichen Entzündung. Das Gefährlichste in dieser Hinsicht ist wohl das sogenannte Naßmelken, das noch weit verbreitet ist. Es besteht im Anfeuchten der Hände vor dem Melken mit den ersten Strichen, die gerade die keimreichsten sind und mit wiederholtem Befeuchten mit Milch während des Melkens. Auf diese Weise werden sehr viele Krankheiten übertragen.

Von Bedeutung ist ferner ein geschultes Personal für die Erkennung von Krankheiten. Der Melker ist in der Regel, wenn er seinen Beruf versteht und gewissenhaft ist, der erste, der eine Veränderung am Verhalten des Tieres, am Euter und an der Milch bemerken kann, um dann Maßnahmen zu ergreifen, das Tier zu heilen, vor allem aber eine Ausbreitung der Krankheit zu verhindern. Das Melken ist das wichtigste Geschäft, von ihm hängt ab der Milchertrag, die Gesundheit und der Gehalt. Die dabei beobachtete Sorgfalt und Reinlichkeit ist eine geringe Mehrarbeit, die sich reichlich lohnt.

Ebenfalls ein wichtiges Erfordernis ist die Hygiene im Stall. Ein schlecht gelüfteter Stall mit wenig Licht ist ein großer Bakterienherd. Die feuchtwarme und dumpfe Luft sorgt für ein ungeheures Ausbreiten der Mikroben. Frische Luft dagegen tut dem Abbruch und erhöht das Wohlbefinden und die Widerstandsfähigkeit der Tiere. Nicht minder wichtig ist die Sonne, sie ist ein Feind der Bakterien, abgesehen davon, daß auch in hellem und luftigem Stall mit richtiger Ventilation meist größere Reinlichkeit herrschen wird. Reinlich soll auch die Unterlage, die Einstreu sein. Es ist einleuchtend, daß dort, wo täglich zweimal frisch eingestreut wird und die Tiere trocken liegen, wo man gut und trocken eingebrachtes und aufbewahrtes Stroh verwendet, kurz, wo für reinliche Umgebung der Tiere und des Euters gesorgt ist, die Milch weniger Keime enthält als dort, wo sie im Schmutz liegen und vom Kot direkt umhüllt sind. Interessant sind hierfür angestellte Untersuchungen. So zeigt *Dombrowski*[1], den Einfluß der Streu auf den Keimgehalt der Milch.

Keimgehalt bei Torfstreu 3500
Keimgehalt bei Stroh 7330

Ebenso ist es natürlich auch mit der Hautpflege. Schmutzige Tiere, die nie gereinigt werden, selbst wenn das Euter im Kot liegt, werden immer mehr an Euterinfektion leiden, wie sauber gehaltene. Verwerflich ist für die Gewinnung von guter Milch der Tiefstall. Dieser liefert zwar einen guten Dünger, gleichzeitig wird aber einer starken Infektion des Euters damit Tür und Tor geöffnet. Gut hat sich in dieser Hinsicht der Kurzstand bewährt, der von *Henkel* 1909 angegebenen Kotstufe. Ohne Arbeitsaufwand wird hier selbsttätig eine Entfernung des Kotes und Harns sofort erreicht, so daß auch hier die Tiere trocken und sauber liegen.

---

[1] *Dombrowski*, Zbl. Bakter. **1910**, 346.

Von besonderer Bedeutung für Betriebe mit Vorzugsmilchlieferung ist die Stallkontrolle durch den Tierarzt. Häufig sind kranke Tiere im Stalle, die nicht als solche erkannt werden. Bei regelmäßiger Kontrolle dagegen kann ein Fachkundiger die kranken Tiere herausfinden. Werden sie isoliert, so kann eine weitere Ausbreitung leichter verhindert werden. Die bereits befallenen Tiere aber können unter Umständen geheilt werden. Noch mehr Nutzen dürfte aber die bakteriologische Prüfung bringen, die für einen Vorzugsmilchstall unerläßlich ist.

Hierfür käme die Trommsdorfsche Leukocytenprobe, die Reduktase-, Gär- und Labgärprobe in Frage.

Durch die so beschriebenen Maßnahmen haben wir die Möglichkeit, dem Eindringen von Bakterien in die Zitze einen gewissen Einhalt zu tun. Vor allem aber sollten die Ausführungen dazu beitragen, wenigstens einer Ausbreitung von pathogenen Keimen, die so leicht übertragen werden, möglichst zu verhindern.

Auf Anregung von *Henkel* sollte geprüft werden, ob nicht durch besonderen Verschluß des Zitzenkanals der Zitze oder des ganzen Euters das Eindringen von Mikroben in die Zitze bzw. Euter vermieden werden könnte. Um bei diesen Versuchen die Wirkung solcher Schutzmaßnahmen möglichst genau feststellen zu können, wurden hierzu Milchproben verwendet, die von Tieren eines mittelguten Stalles entnommen waren.

Von dem im ersten Teil vorliegender Arbeit erwähnten Stall wurde abgesehen, da dieser im Hinblick auf die Lieferung von Vorzugsmilch besonders reinlich und sorgfältig gehalten wurde, und aus diesem Grunde die beabsichtigten Schutzmaßnahmen nicht so wirkungsvoll in Erscheinung treten ließ, als ein weniger gut gepflegter Stall. Der zu dem neuen Versuch herangezogene Stall stand nicht unter ständiger tierärztlicher Kontrolle, und die Milch wurde als gewöhnliche Marktmilch in die in der Nähe gelegene Stadt abgeliefert. Der von Norden nach Süden gelegene Stall, in dem die Tiere nur in zwei Reihen standen, zeichnete sich aus durch große Geräumigkeit sowie gute Ventilation, die durch die geringe Breite sowie die vielen Fenster gegeben war. Er galt allgemein als sehr zweckmäßig und schön. Der Futtergang war in der Mitte, so daß die Tiere mit den Köpfen zusammenstanden. Die Aufstallung war Langstand von 2,6 m mit 60 cm hohem Barren und 1,2 m Standbreite. Bei der Erneuerung der Gänge vor einem halben Jahr wurde eine kleine, sehr zweckmäßige Abänderung getroffen, die sich ohne erhebliche Kosten machen ließ. Die Standlänge hatte nämlich den Nachteil, daß die Tiere, die nicht übermäßig kurz angehängt waren, immerhin noch Bewegungsfreiheit hatten, nach vor- und rückwärts. Die Folge war, daß sie meist am ganzen Körper stark beschmutzt waren, und damit auch das Euter. Daß hierbei natürlich, wenn auch auf Reinlichkeit gesehen wurde, die erste Milch hohe Keimzahlen aufwies, ist einleuchtend. Dies wurde nun in der Weise abgeändert, daß der 10 cm hohe Absatz am Standende um 30 cm vorverlegt wurde, so daß wir nunmehr eine Standlänge von 2,3 m hatten. Die großen Tiere, durchwegs der Simmenthaler Rasse angehörend, haben sich samt und sonders an diese Neuerung gewöhnt, es konnte seit langer Zeit nicht mehr bemerkt werden, daß eine Kuh über den Absatz getreten wäre. Der Erfolg bestand darin, daß die Exkremente der Tiere zum weitaus größten Teil hinter den Liegeraum fielen und so das Lager rein blieb. Die restlichen 30 cm ließen sich zu einer Kotplatte verwerten, die noch den Vorzug hatte, daß ohne große Mühe vom Stallpersonal untertags eventuell auf den Liegeplatz gefallener Kot weggeräumt werden konnte, an eine Stelle, an der die Tiere

praktische Maßnahmen zur Verhinderung ihres Eindringens in die Zitze. 55

nicht mehr beschmutzt wurden. Liegeplatz wie Kotplatte fielen leicht nach der mit Wellblech abgedeckten Jaucherinne ab. Die Fütterung bestand zur Zeit der Untersuchungen aus Häcksel (zwei Drittel Heu, ein Drittel Stroh) bis zur Sättigung, 30 kg Runkelrüben, dazu bekamen die Tiere mit besserer Leistung noch eine Kraftfuttermischung. Dem Stallpersonal konnte ob des großen Fleißes und der Reinlichkeit nur Lob gespendet werden, wenn auch für die richtige Reinlichkeit, wie sie z. B. gerade beim Melken sehr notwendig ist, das richtige Verständnis fehlte. Das Melken selbst ließ etwas zu wünschen übrig. Unter dem Gesichtswinkel vorliegender Untersuchungen betrachtet, kann der Stall als mittelgut bezeichnet werden.

1. Versuchsreihe.
(Beeinflussung der Mikrobenflora durch gutes Ausmelken mit nachfolgender Desinfektion.)

Zum ersten Versuch wurde Tier Nr. 44 gewählt, welches eine Milchleistung von etwa 2100 kg Milch hat und schwer melkbar ist. Um den normalen Gehalt an Keimen in den ersten Strahlen zu erhalten, wurden kurz vor dem Melken die Zitzen gereinigt, mit 68 proz. Alkohol desinfiziert und die Proben unter aseptischen Kautelen entnommen. Von der auf diese Weise gewonnenen Milch wurden Keimzahlbestimmungen gemacht, mittels Plattenkulturverfahren. Als Nährsubstrat wurde wiederum der Merckschen Standard Nähragar gewählt, und zwar wurde das eine Mal nur 0,5 ccm der Originalmilch, als Kontrolle 0,5 ccm Originalmilch plus 0,5 ccm Aqua dest. zugegeben. Die Keimzahlbestimmung mit Originalmilch zeigt einige Schwierigkeiten wegen der Vermischung mit dem Agar einerseits sowie wegen der Undurchsichtigkeit beim Ablesen andererseits. Ein Tastversuch mit 1 ccm Originalmilch zeigte die genannten Nachteile. Deswegen wurden die nachfolgenden Untersuchungen mit 0,5 ccm Originalmilch ausgeführt. Dies hat sich auch insofern bewährt, als die Platten durchsichtiger wurden. Der schwierigeren Vermischung von Milch und Agar konnte durch ein kurzes Erwärmen der Milch vor der Versuchsanstellung auf 40° C wirksam entgegengetreten werden. Der Zusatz von Originalmilch hatte auch noch den Vorzug, daß der Nährboden den Charakter eines Elektivnährbodens bekam. Die so angelegten Kulturen blieben immer bis zur Versuchsbeendigung auf Zimmertemperatur und wurden bei der Rückkehr ins Laboratorium noch 24 Stunden im 25°-Brutschrank aufbewahrt. Zur Stützung der Ergebnisse und um Fehlerquellen möglichst zu vermeiden, wurden die Keimzahlbestimmungen an drei aufeinanderfolgenden Melkzeiten wiederholt. Die Ergebnisse waren folgende:

Keimzahlen pro 1 ccm Milch.

	Vorne rechts	Vorne links	Hinten rechts	Hinten links
5. I. abends	1550	870	2500	3200
6. I. früh	1200	1000	4300	1250
6. I. abends	2050	500	3580	4500

Dieses Ergebnis ist normal, der Keimgehalt nicht übermäßig hoch. Es sei auch bemerkt, daß sich das Tier im allgemeinen sehr sauber hielt. Der Keimgehalt der hinteren Zitzen war höher als vorne, es fand sich aber diese Erscheinung bei den meisten Tieren und erklärt sich dadurch, daß die hinteren Striche viel leichter der Verschmutzung ausgesetzt sind als die vorderen. Auch liegen diese vielfach auf den hinteren Extremitäten, wenn die Tiere ruhen, und sind bei dem mit starker Rübenfütterung zusammenhängenden Durchfall meist mehr oder weniger besudelt.

Daran anschließend schien es wertvoll, zu wissen, ob und wieweit sich der Keimgehalt herabmindern läßt durch sauberes Ausmelken.

Zu diesem Zwecke versuchte ich selbst, nachdem das Tier vom Stallpersonal gemolken war, die letzte Milch aus dem Euter herauszuholen, wobei ich nach der Allgäuer Methode verfuhr. Das Euter wurde massiert, geknetet und sauber entleert. Sonst wurden aber weiter keine Maßnahmen getroffen, weder das Euter abgewischt, noch in bezug auf die Einstreu etwas verändert. Am 7. I. morgens um $4^{1}/_{2}$ Uhr wurden wieder, wie vorher, aseptisch die Proben entnommen und die Keimzahlen mittels Plattenkulturverfahren ermittelt. Auch dieses Mal wurde der Versuch an drei aufeinanderfolgenden Melkzeiten wiederholt, mit den dazugehörigen Kontrollen, wobei sich folgendes ergab:

Keimzahlen pro 1 ccm Milch.

	Vorne rechts	Vorne links	Hinten rechts	Hinten links
7. I. früh	850	700	1500	1200
7. I. abends	430	320	970	1060
8. I. früh	120	150	400	2320

Hier zeigt sich deutlich mit einer Ausnahme, hl., eine starke Keimabnahme, auf eine Zahl, die kaum mehr in die Wagschale fällt, wenn man z. B. die Zahlen von einer Durchschnittsmarktmilch damit in Vergleich setzen wollte. Es bestätigt sich also die frühere Annahme, daß durch sauberes Ausmelken ganz entschieden eine Keimverminderung erwirkt werden kann. Absolut muß natürlich dieser Zustand nicht eintreten, unter ungünstigen Verhältnissen kann auch eine Keimzunahme stattfinden. Solche Bedingungen wären gegeben, wenn das Euter im Schmutz liegen oder das Tier sich einen Strohhalm in die Zitze stoßen würde. Ersteres war auch beim Versuchstier am 8. I. früh in hohem Grade der Fall, es offenbart sich dies auch in einer starken Keimerhöhung hl., wenngleich hr. sogar noch eine Abnahme stattfand, wie obige Zahlen dartun.

Zur Kontrolle der bisherigen Ergebnisse wurden die Versuche an einer anderen Kuh wiederholt, die sich durch größere Milchergiebigkeit auszeichnete. Die Zitzen waren schön ausgeprägt, leicht faßlich und gut zu melken. Sonst wäre noch zu sagen, daß dieses Tier Nr. 45 eines von den schmutzigsten im Stalle war und meist über Nacht im Kote lag. Dies offenbarte sich auch ohne weiteres im höheren Keimgehalt der ersten Milchstrahlen. Die Versuchsanstellung war genau die gleiche wie oben; zuerst wurde ohne irgendeine Maßnahme der reguläre Keimgehalt bei 3 aufeinanderfolgenden Melkungen geprüft, nach der dritten Probeentnahme wurde 3mal ganz sauber ausgemolken und auch hier wieder wie bei Nr. 44 untersucht.

praktische Maßnahmen zur Verhinderung ihres Eindringens in die Zitze. 57

1. Ergebnis der Keimzahlbestimmung der ersten Milchstrahlen ohne Veränderung der gewöhnlichen Verhältnisse.

	Vorne rechts	Vorne links	Hinten rechts	Hinten links
14. I. abends	4300 (1220)	8500 (960)	7000 (2100)	10200 (570)
15. I. früh	3500 (820)	2300 (1200)	9800 (1510)	7850 (1050)
15. I. abends	5200	1550	8200	9800

(Die Zahlen in Klammern bedeuten die Keimzahlen der erst ermolkenen Milch von Tier Nr. 44 zur selben Zeit.)

2. Ergebnis der Keimzahlbestimmung der ersten Milchstrahlen, nachdem jedesmal sauber ausgemolken war.

	Vorne rechts	Vorne links	Hinten rechts	Hinten links
16. I. früh	2200	720	2800	4350
16. I. abends	1530	240	3200	2400
17. I. früh	820	110	2150	2800

Diese Versuche ergaben zwar durchwegs höhere Keimzahlen als bei Nr. 44. Sie haben wohl ihren Grund in dem bereits oben angegebenen anatomischen Bau der Zitzen. Ein Tier, das sich so leicht melken ließ wie Nr. 45, hatte entweder von Natur aus einen schwächer funktionierenden Ringschließmuskel oder es wurde durch falsches Melken deformiert. Ersteres war bei dem untersuchten Tier anzunehmen, da es erst 4 Jahre alt war. Die vorderen Zitzen zeigten auch hier, wie vorher, fast durchwegs einen geringeren Keimgehalt als die hinteren. Die einzelnen Resultate wiesen große Schwankungen auf, doch dürften sich die unter normalen Verhältnissen in der Flora der Vormilch zumeist ergeben. Bemerkenswert war hier wie bei dem vorhergehenden Versuch die starke Keimverminderung, nachdem das Euter das erstemal richtig durchgearbeitet und bis zum letzten Tropfen ausgemolken war. Diese Abnahme hielt dann vr., vl. hl. an, während hr. eine kleine Erhöhung stattfand. Darauf folgte nochmals eine Keimminderung bis auf hinten links.

Wenn auch die einzelnen Ergebnisse nicht ganz streng nach einer Richtung verliefen, so war eine gewisse Regelmäßigkeit und eine bestimmte Tendenz nicht zu verkennen. Beide Versuche zeigten, daß Tiere, die landläufig gemolken wurden, auch bei sauberer Haltung einen mehr oder weniger hohen Keimgehalt aufwiesen, verschieden von Kuh zu Kuh, von Zitze zu Zitze und von Melkzeit zu Melkzeit. Wurden aber die Tiere einmal richtig ausgemolken, die Euter massiert — denn nur ein Teil der Milch ist beim Melken im Euter vorhanden, der größere Teil wird erst während desselben gebildet —, so darf mit einer Verminderung der Keime sicher gerechnet werden. Dieses saubere Ausmelken ist auch deshalb noch sehr wichtig, weil gerade die letzte Milch die fettreichste, also die teuerste ist. In beiden Fällen ergab sich eindeutig die Tatsache:

Durch sauberes Ausmelken kann eine starke und wesentliche Abnahme der Keime in der Vormilch erreicht werden.

Es wurde weiter versucht, durch länger anhaltendes Ausmelken diese Zahlen noch mehr herabzudrücken, wobei dies von einerverlässigen Person ausgeführt wurde und alle 8 Tage Stichproben entnommen wurden. Dabei ließ sich aber in keinem Fall eine Zahl unter 100 erreichen, sie schwankte meist zwischen 500 und 1500 mit 2 Ausnahmen, die über 2000 gingen. Indessen wäre dieses Resultat schon ein solch großer Erfolg, daß man beinahe damit zufrieden sein könnte, und es ist kaum anzunehmen, daß bei so gewonnener Milch Klagen kommen würden. Außerdem nahmen die schädlichen Keime bei diesen Untersuchungen ebenfalls ab. Es wurde zwar in diesem Teil von genaueren mikroskopischen (färberischen) Untersuchungsmethoden Abstand genommen, doch war auch rein makroskopisch festzustellen, daß bei weniger gewissenhaftem Ausmelken eine außerordentlich abwechslungsreiche Flora vorherrschte, die sich bei sachgemäßer Arbeit vereinfachte.

Um den besonderen Wert des Ausmelkens weiter zu prüfen, wurde auch das Gegenteil versucht. Hatte sich hier ergeben, daß mit dem vollständigen Ausmelken eine Verminderung der Keime verbunden war, so durfte angenommen werden, daß im umgekehrten Falle ebenso sicher eine Keimvermehrung eintreten mußte. Zu dem Zweck wurden nur die beiden vorderen Zitzen von Nr. 44, also dem reinlicheren Tier mit den schwermelkbaren Zitzen geprüft. Zuerst fand wieder eine Probeentnahme unter normalen Verhältnissen statt, darauf wurde das Tier nur sehr unvollständig ausgemolken, so daß nach der regelmäßig enthaltenen Milchmenge anzunehmen war, daß noch $1/2$—$3/4$ Liter im Euter zurückblieben. Nachdem dieser Vorgang nochmals wiederholt und so eine zweite Probe gewonnen war, wurde aus einleuchtenden Gründen dieser Versuch abgebrochen, um keinen Schaden anzurichten. Das Ergebnis entsprach vollkommen den Erwartungen.

Keimzahlen pro 1 ccm Milch unter normalen Verhältnissen.

	Vorne rechts	Vorne links
15. I. abends	420	870

Keimzahlen pro 1 ccm Milch nach wiederholtem unvollständigen Ausmelken.

16. I. früh	1530	1710
16. I. abends	5600	6800

Dieses Ergebnis bedarf kaum einer weiteren Erläuterung, denn aus diesen Zahlen ist ohne weiteres ersichtlich, welche Folgen grobe Gewissenlosigkeit beim Melken innerhalb kürzester Zeit zeitigen. Wenn auch dieser Versuch nicht wiederholt wurde, wegen der Gefährlichkeit, so darf aus den bisherigen Ergebnissen angenommen werden, daß bei unvollständigem Ausmelken immer mit einer starken Erhöhung des Keimgehaltes zu rechnen ist, genau so, wie sich im umgekehrten Falle eine Abnahme konstatieren läßt.

Diese Versuche scheinen nun in keinem Zusammenhang zu stehen mit der gestellten Aufgabe. Insofern ist es richtig, als durch Ausmelken nie verhindert werden konnte, daß Keime eindringen. Bei dieser Vorsichtsmaßregel, die an und für sich selbstverständlich und notwendig ist, wird aber erreicht, daß das Euter schlaff und leer ist und wenn die Bakterien eindringen, so haben sie nur eine beschränkte Existenz-, Vermehrungs- und Anreicherungsmöglichkeit, zudem der hierfür in Frage kommende Teil, d. i. die Zitze und Zisterne, auch leer bleiben bis zum nächsten Melken. Ganz anders, wenn nicht ausgemolken wird. Die Milch ist noch in den unteren Partien und jedes einzelne Bacterium, das an die Zitzenöffnung gelangt und dem die Milch als Nährsubstrat zusagt, kann sich in kürzester Zeit in einem Überfluß von Nahrung, in einem flüssigen Medium befinden, wo es sich infolge des Optimums aller Existenzbedingungen vermehren kann, nur von den Abwehrfermenten ein wenig gehemmt. Dazu kommt aber noch, daß an und für sich im Euter Bakterienansiedlungen sind, die, wenn sie in größerer Anzahl zurückbleiben, wie es bei schlechtem Ausmelken der Fall ist, ebenfalls sich stärker ausbreiten, und nach der Ansicht *Gorinis* und vieler anderer leicht pathogen werden und dann genau so wie von außen her eingedrungene schädliche Keime im zarten Gewebe des Euters große Verheerungen anrichten, wenn sie es nicht für immer zerstören.

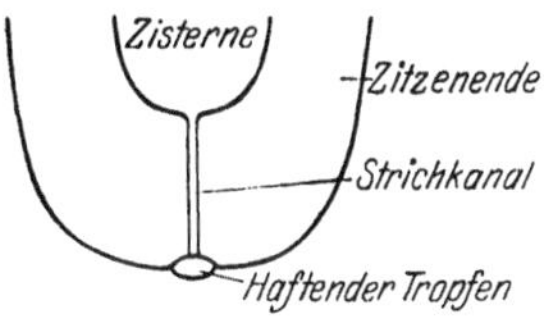

Abb. 1.

Bei den früheren Versuchen sowohl wie auch bei den letzten war fast durchwegs aufgefallen, daß nach der Beendigung des Melkens an der äußeren Öffnung des Zitzenkanals bald ein größerer, bald ein kleinerer Tropfen hängen blieb, der allmählich eintrocknete.

Bildlich lassen sich diese Verhältnisse folgendermaßen veranschaulichen (Abb. 1).

An der Zeichnung ist zu erkennen, wie sich der ganze Vorgang abspielt. Während des Melkens wird die Zitze an der Basis abgeschnürt und die angesammelte Milch herausgepreßt, so daß sie in dünnem, aber kräftigem Strahl herausfließt. Vom letzten Milchstrahl bleibt jedoch infolge der Viscosität der Milch und ihrer Adhäsionskraft an der Öffnung des äußeren Zitzenkanals ein kleiner Rest haften. Rein theoretische Erwägungen lassen nun schon ohne weiteres den Schluß zu, daß gerade dieser kleine Tropfen, der nur den Bruchteil von 1 cbcm ausmacht, der Vermittler sein kann, der, wenn er auch nicht allein schuld ist, sicher das Haften und Eindringen von Bakterien der Außenwelt in das Innere des Euters in hohem Maße begünstigt. Denn nur in flüssigem Medium haben die Mikroben die Möglichkeit fortzukommen, die begeißelten aber auch sich selbst fortzubewegen. Um festzustellen, inwieweit diese Überlegung mit der Praxis übereinstimmte, wurde ein neuer Versuch angelegt mit den dazugehörigen Kontrollen.

Als Versuchstier wurde Kuh Nr. 46 gewählt, die eine Milchleistung von 2300 Kilo, ein normales Euter mit gut ausgebildeten Zitzen besaß und normal zu melken war.

Die Versuchsanstellung war so, daß zur Bestimmung des Keimgehaltes der ersten Milch bei normalen Verhältnissen am 15. I. früh nach Desinfektion des äußeren Teiles der Zitze unter aseptischen Kautelen Proben von allen vier Vierteln aus den ersten Milchstrahlen entnommen wurden. Von diesen wurden wieder Plattenkulturen in der bereits angegebenen Form angelegt. Nachdem der Schweizer das Tier gemolken hatte, nahm ich persönlich noch das ganz saubere Ausmelken vor durch Massieren und Kneten, um so die Gewähr zu bekommen, daß das Euter leer war. Am unteren Ende der vier Zitzen hing aber noch je ein Tropfen, auch dieser wurde abgewischt, die ganze Zitze sauber gereinigt und mit Alkohol desinfiziert. Am 15. I. abends wurden abermals Proben entnommen, und Keimzahlbestimmungen ausgeführt, hernach wieder sauber ausgemolken und mit Alkohol gereinigt. Der Versuch wurde bis 18. I. früh fortgesetzt, an welchem Tage die letzte Probeentnahme stattfand. Die theoretische Überlegung bestätigte sich in vollem Umfang, was die folgenden Ergebnisse beweisen.

Keimzahlen der ersten Milchstrahlen unter normalen Verhältnissen.

	Vorne rechts	Vorne links	Hinten rechts	Hinten links
15. I. früh	1520	2400	1810	3150

Keimzahlen der ersten Milchstrahlen nach vorangegangenem sauberen Ausmelken und Desinfizieren.

	Vorne rechts	Vorne links	Hinten rechts	Hinten links
15. I. abends	155	220	310	180
16. I. früh	85	72	120	95
16. I. abends	120	55	85	115
17. I. früh	53	15	48	76
17. I. abends	28	55	62	44
18. I. früh	15	8	310	22

Die außerordentlich starke Keimabnahme von der ersten Melkzeit zur zweiten, nachdem erst einmal die Desinfektion vorgenommen war, zeigt ohne weiteres die Bedeutung des am Zitzenende zurückbleibenden Milchrestes. Diese Abnahme hielt weiterhin an und schwankte zwischen Zahlen unter hundert. Das dürfte auch schon bald die Grenze des Erreichbaren sein, nachdem gewisse Bakterien ihren ständigen Wohnsitz im Euter haben. In dieser Hinsicht war die Änderung der Zitzenflora interessant, die sich in Verbindung mit der Abnahme der Bakterien zeigte. Die unternommene mikroskopische Prüfung zeigte bei den Proben vom 15. I. früh, also dem unter normalen Verhältnissen entnommenen, ein buntes Gemisch von Bakterien der Coli-Aerogenes-Gruppe, daneben in großer Menge Milchsäurestreptokokken, farbstoffbildende Mikrokokken und Sporenträger der Subtilis und Putrificus-Gruppe. Mit einem Male

praktische Maßnahmen zur Verhinderung ihres Eindringens in die Zitze. 61

fast verschwanden diese bis auf die peptonisierenden, säureproteolytischen Typen, die *Gorini* zusammenfassend als ,,Euterkokken" bezeichnete. Diese Tatsache sowohl, sowie auch die Keimabnahme wurde zur Ergänzung und Bekräftigung des Angeführten photographisch dargestellt (Abb. 2).

Die Bilder sind von Nr. 46 v. r., und zwar zeigt Nr. 1 die hohe Keimzahl und die Milchflora vom 15. I., die wesentliche Abnahme sieht man in Nr. 2, das ist die Probe vom 16. I. abends, das Bild Nr. 3 zeigt das minimale Wachstum der Probe vom 18. I. früh. Bei den letzten der 3 Platten ist auch zu sehen, wie die kräftig gediehenen Kolonien umgeben sind von einem hellen Hof, das sind die peptonisierenden ,,Euterkokken". Zu diesem Versuch wurde ergänzend noch ein zweiter ausgeführt in verkürzter Form. Es wurden nur die beiden hinteren Zitzen des leicht melkbaren Tieres Nr. 45, das schon einmal geprüft worden war, untersucht, wie im vorhergegangenen Fall. Der Erfolg war der gleiche mit einer

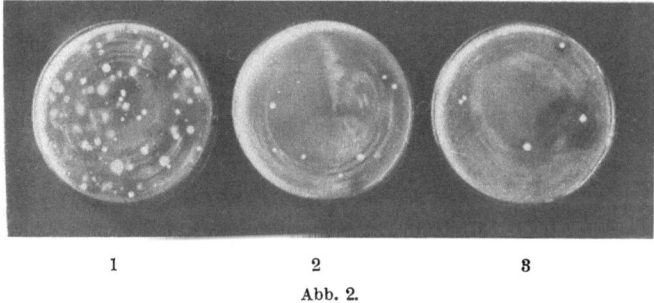

Abb. 2.

Ausnahme, wo das Tier über Nacht im Kot lag und das ganze Euter sehr verschmutzt war. Die Keimzahl ließ sich auch nicht so weit herabdrücken, sie schwankte bis 500, im genannten Fall stieg sie auf 4000.

Abschließend über diese Versuche mit sauberem Ausmelken der Tiere und sich daran anschließender Desinfektion läßt sich folgendes sagen:

Schon durch das alleinige saubere Ausmelken kann eine Abnahme der Bakterien in den meisten Fällen in den ersten Milchstrahlen festgestellt werden, die zwar nur fakultativ ist, aber doch bei einigermaßen günstigen Bedingungen — allgemeine Reinlichkeit — in vielen Fällen erreicht wird. Daneben läßt sich auch ein Pathogenwerden der Euterkokken, wie es *Gorini* gefunden hat, vermeiden. Grund dieser Erscheinungen dürfte sein, daß nicht nur die bereits im Euter vorhandenen Mikroben zum überwiegend größten Teil hinausgeschwemmt werden, sondern auch die neueindringenden mit größeren Entwicklungshindernissen zu kämpfen haben.

Noch mehr läßt sich erreichen, wenn sich an das saubere Ausmelken eine äußerliche Reinigung des Zitzenkanals nach dem Melken durch

Entfernung des Nährbodens und Desinfektion anschließt. Das erste ist ohnedies erforderlich aus wirtschaftlichen Gründen, da ohnedies weniger Milch gewonnen wird, außerdem die wertvollste Milch im Euter zurückbleibt und noch dazu die Leistung des Tieres zurückgeht. Das zweite läßt sich ohne wesentliche Mehrarbeit und Mehrkosten anfügen. Einwandfrei hat sich gezeigt, daß die Keimzahl noch bedeutend weiter auf diese Weise herabgedrückt werden kann. Denn in dem an der Zitze außen haftenden Milchtropfen, der beim Eintrocknen klebrig wird, haben wir ohne Zweifel eine Hauptinfektionsquelle zu suchen. Ich habe auch bereits mehrere Fälle von Krankheitsübertragung durch den Melker berichten können. Ein weiterer Fall dieser Art ereignete sich in dem neuen Stall. Kuh Nr. 15 war plötzlich nach dem Abkalben dreistrichig geworden, der vierte Strich hinten rechts zeigte deutlich die Symptome einer Euterentzündung mit stark verändertem Sekret. Um das Kalb vor Schaden zu bewahren, wurde angeordnet, daß eine bestimmte Person den Strich hinten rechts des öfteren ausmelken sollte, besonders bevor das Kalb zum Saugen kam. Die betreffende Person besorgte dies auch regelmäßig unter dem allgemeinen Melken, um dann das Kalb saugen lassen zu können. Nach ungefähr 14 Tagen zeigte sich bei einer ziemlich weit davon entfernten Kuh Nr. 35 dieselbe Erscheinung. Auf die Frage, ob die betreffende Person vielleicht von der Kuh Nr. 15 weggegangen wäre, um Nr. 35 zu melken, wurde dies ahnungslos bestätigt. Man wendet dagegen ein, der Melker hätte sich die Hände reinigen müssen, aber wie oft ist schon eine Infektion ohne sichtbare Erscheinung gegeben. Dagegen hilft das Desinfizieren des Euters nach dem sauberen Ausmelken ganz entschieden. Dies ist eine praktisch ausführbare Maßnahme, um in vielen Fällen ein Eintreten von Bakterien in die Zitze zu verhindern, soweit diese durch den Melker übertragen werden. Die übrigen vom Boden und der Streu herrührenden Bakterien sind im Eindringen wesentlich beeinträchtigt. Das Ausmelken und Desinfizieren ist bei dem in folgenden angegebenen Maßregeln ein erstes Erfordernis, ohne das kein durchschlagender Erfolg erzielt werden kann.

2. *Versuchsreihe.*

(Verschluß der Kuhzitze durch Collodium bzw. Gummiüberzüge.)

In der weiteren Verfolgung des Themas, den Bakterien die Möglichkeit zu nehmen, in das Euter einzudringen, lag der Gedanke nahe, das Euter bzw. die einzelnen Zitzen vom infektiösen Material fernzuhalten durch irgendeinen Abschluß.

Interessant für diese Untersuchungen ist ein Artikel aus der Zeitschrift „Katholische Mission" H. 8 S. 185 von Pater *Schuhmacher*, der betitelt ist: „Am Königshof zu Ruanda". Es heißt dort: „... ist im ganzen Reich die Totentrauer ausgerufen worden. Die Männer trennen sich von ihren Frauen, die männlichen Tiere werden von den weiblichen abgesondert, selbst der Gockelhahn darf nicht mehr an der Spitze seiner scharrenden Hennen vorausmarschieren... Während man sonst nach dem Melken die Zitzen am Euter des Mutterviehes mit weißer Gipserde verschließt, bestreicht man sie jetzt mit grauer Asche."

Bei der Unkenntnis von Bakterien, wie sie doch mit Recht angenommen werden kann, ist dieses Vorgehen eigenartig. Unbewußt der wirklichen Dinge scheint dieses Volk eine gewisse Ahnung von den Mikroben oder wenigstens von deren Wirkung zu haben. Aus diesem Text muß man schließen, daß sie die Zitzen des Euters gewöhnlich mit weißer Gipserde, worunter wahrscheinlich Kaolin zu verstehen ist, und bei Hoftrauer mit Asche verschlossen haben. Der Zweck der Sache war ein unschädlicher Verschluß der Zitze und zugleich eine Abtrocknung der Mündung des Kanals. Bereits durch Abtrocknen wird ja schon viel erreicht, wie wir ja weiter oben gesehen haben. Herr Geheimrat *Henkel*, von dem ich diese Mitteilung bekam, hatte selbst schon vor Jahren Versuche gemacht, mit Gummihüllen, die er über die Zitzen stülpte, ferner mit Kollodium und durch Gärprobe wie auch Labgärprobe sehr günstige Resultate erhalten. Dieses Pudern mit einer anorganischen, mehligen Substanz ist ein ganz gutes Mittel zum Abtrocknen des unteren Teiles der Zitze, wie auch zum Verschließen. Doch dürfte diese Art nicht so sehr für die weitere Praxis in Frage kommen, einmal da diese mehlige Erde nicht überall zu erhalten ist, ferner weil gerade der Boden Träger gefährlicher Keime ist, außerdem ist der Verschluß doch wohl nicht vollkommen und überdies schlecht haftend. Es wurde also von weiteren derartigen Versuchen Abstand genommen.

Sehr gute Erfahrungen konnten mit dem Kollodiumverschluß gesammelt werden. Kollodium wurde früher schon öfter verwandt und wird auch heute in der Medizin viel gebraucht zum hermetischen und sterilen Abschluß von Wunden als Vorbeugungsmittel gegen Verunreinigung. Auch mein verehrter Lehrer, Herr Geheimrat *Henkel*, hat damit bereits Versuche angestellt, um das Eindringen von Bakterien in die Zitze zu unterbinden — und ich verdanke auch ihm die Anregung zu meinen Versuchen. In der „Dtsch. tierärztl. Wschr." wurde folgender Artikel veröffentlicht: „Der Milchfluß der Kuh und seine Behandlung mit Kollodium. Unter Milchfluß wird das ständige Abtropfen der Milch verstanden, wenn deren freiwilliges Ablaufen bereits bei mäßiger Ansammlung bei einem geringen Vorrat im Euter sich einstellt. Als Hauptursache dieses Fehlers sind Erschlaffung des Schlußapparates am Strichkanal oder dessen mangelhafter Verschluß infolge Anwesenheit einer kleinen Neubildung zu betrachten... Eine Verbesserung des Zustandes läßt sich erreichen mit Hilfe des dickflüssigen 4 proz. Kollodiums. Mit diesem wird jedesmal nach dem Ausmelken die trocken geriebene leicht massierte Unter- und Seitenfläche der Zitze bis zu einem Drittel ihrer Länge überpinselt."

Auch von anderer Seite hat man den Zitzenverschluß mit Kollodium angestrebt. Nach den Feststellungen von *Henkel* wies das Überpinseln der Zitzen mit Kollodium einen Mangel dadurch auf, daß Reizungen der Schleimhäute des Zitzenkanals sich einstellten, die sehr empfindlich sind und durch das Eindringen des Kollodiums und Herausnehmen der festgewordenen Kollodiumzäpfchen verursacht werden. Nach meinen Erkundigungen dürfte dies auch auf den früher gebräuchlichen Zusatz von Terpentin zurückzuführen sein. Heute wird das sogenannte elastische Kollodium mit einem Zusatz von Ricinusöl hergestellt. In dieser Form konnten keine Nachteile bei den Versuchen gefunden werden. Aus persönlicher Erfahrung sei mitgeteilt, daß bei einer längere Zeit nicht heilenden offenen Wunde ein Verschluß mit elastischem Kollodium keine Reizerscheinungen auslöste. Ferner fand sich bei den mit Kollodium bestrichenen Zitzen, daß zwischen Kollodium- und Zitzenkanalmündung ein kleiner Zwischenraum war, zumindestens zeigte sich in keinem Fall ein Eindringen der Flüssigkeit in den Kanal selbst, also lediglich ein äußerer Verschluß (Abb. 3).

Als Vorteil des angewandten elastischen Kollodiums sind demgegenüber zu nennen, daß es, wie schon der Name sagt, elastisch ist und daß es sehr gut haften bleibt an der Zitze, die es hermetisch von außen abschließt, wenn nicht eine ganz grobe Verletzung den Überzug zerstört.

Der erste Versuch sollte zeigen, welcher Unterschied zwischen verschlossener und nicht verschlossener Zitze besteht.

Am 28. XII. wurden alle vier Viertel des bereits bekannten Tieres Nr. 45 sauber ausgemolken mit Alkohol von etwa 65% abgewischt. Während an den Zitzen v. l. und h. l. keine weiteren Veränderungen getroffen wurden, wurde v. r. und h. r. der untere Teil der Striche mit elastischem Kollodium ungefähr in der aus der Zeichnung (Abb. 3) ersichtlichen Form ziemlich kräftig überpinselt, bis ein kleines Häutchen den Kegel umschloß. In der gleichen Weise wurde auch bei Nr. 16 verfahren, ein Tier mit sehr guter Milchleistung (2800 kg) und großen Strichen. Am Abend vor dem Melken wurde der Überzug wieder entfernt. Das dünne Kollodiumhäutchen ließ sich leicht abziehen, es kann aber auch mit Äther bzw. Spiritus oder Benzin abgelöst werden. Hierauf wurde alles in der gleichen, angegebenen Weise wiederholt bis zum 2. I. früh. An diesem Tage wurden die Proben entnommen. Nach Entfernung des Kollodiumverschlusses wurden alle vier Zitzen von den anhaftenden Kollodiumresten sauber gereinigt, sowie mit Alkohol abgewischt. Darauf wurden von den vier Vierteln Proben unter aseptischen Kautelen entnommen, bei 0°C bis zur Untersuchung aufbewahrt. Die angestellte Prüfung auf den Keimgehalt geschah mittels Plattenkulturverfahren, wie oben beschrieben.

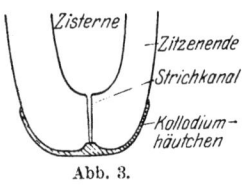

Abb. 3.

Die Platten kamen zur Bebrütung in den 35°-Brutschrank auf 48 Stunden. Das Ergebnis fiel in der erwarteten Richtung aus.

Keimzahl der ersten Milchstrahlen vom 2. I. früh.

45 v. r. mit Kollodiumverschluß . . .	11 Keime
45 h. r. mit Kollodiumverschluß . . .	28 ,,
45 v. l. ohne Kollodiumverschluß . . .	390 ,,
45 h. l. ohne Kollodiumverschluß . . .	2340 ,,
16 v. r. mit Kollodiumverschluß	3 ,,
16 h. r. mit Kollodiumverschluß	6 ,,
16 v. l. ohne Kollodiumverschluß . . .	290 ,,
16 h. l. ohne Kollodiumverschluß . . .	570 ,,

Die Keimzahlbestimmung ergab also selbst bei den Vorsichtsmaßregeln Ausmelken und Desinfizieren einen verhältnismäßig hohen Gehalt an Bakterien bei dem leichtmelken Tier Nr. 45, weniger bei Nr. 16. Stellt man hiezu in Vergleich die verschlossenen Zitzen, so kann kein Zweifel darüber bestehen, daß Kollodium ausgezeichnet seinen Zweck erfüllt. Die Keimarten bestätigen ebenfalls die Erwartungen, die offenen Zitzen zeigen die übliche Mischflora, bei den verschlossenen fanden sich nur mehr peptonisierende säureprothelytische Kokken.

Gegen diesen Versuch kann gesagt werden, daß er nicht ganz einwandfrei ist, denn es könnte auch einmal der Zufall ein solches Resultat zeitigen. Deshalb wurde noch weiterhin dieser Kollodiumüberzug der Prüfung unterzogen.

Kuh Nr. 45 blieb 4 Tage ohne irgendeine außergewöhnliche Behandlung, d. h. ohne Desinfektion der Zitze. Es war anzunehmen, daß die Zwischenzeit genügen würde, um wieder den normalen Keimgehalt der Milch herzustellen. Am 6. I. früh wurden nun von den vier Vierteln von Nr. 45 Proben aseptisch entnommen und gleich darauf Platten zur Keimzahlbestimmung angelegt. Nach sauberem Ausmelken, Desinfizieren, wurden alle vier Striche mit Kollodium überpinselt. Das gleiche geschah am 6. I. abends, 7. I. früh, 7. I. abends. Am 8. I. in der Früh wurde wieder das Kollodiumhäutchen abgezogen, die Zitzen sauber abgewischt und die zweite Probe genommen, von den ersten Strahlen zur Keimzahlbestimmung. Hierauf blieb das Tier wieder unbehandelt, und am 9. I. wurden abermals Proben in der gleichen Weise unternommen. Dieser Versuch sollte zeigen, daß mit Verschluß eine starke Verminderung der Bakterienzahl eintritt, die sich sofort wieder bei der unbehandelten Zitze erhöht.

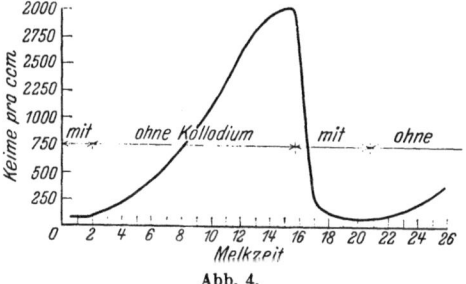

Abb. 4.

1. Versuch: Das Tier war 4 Tage lang unbehandelt.

	Vorne rechts	Vorne links	Hinten rechts	Hinten links
6. I. früh	620	1650	700	4500

2. Versuch: Das Euter wurde 2 Tage lang nach jeder Melkzeit sauber ausgemolken, desinfiziert und mit Kollodium das Zitzenende bestrichen.

| 8. I. früh | 22 | 12 | 15 | 3 |

3. Versuch: Das Euter blieb 1 Tag unbehandelt.

| 9. I. früh | 120 | 250 | 63 | 185 |

Auch bei dieser Untersuchung bestätigte sich die Erwartung. Es hat in der Zwischenzeit vom 2. I. bis 6. I. eine allmähliche Einwanderung von Bakterien in die zuerst ziemlich bakterienfreien Zitzen stattgefunden. Auffallend war dabei, daß die Zeit noch nicht genügt hatte, um den vollkommenen Gleichgewichtszustand herzustellen, denn der Keimgehalt v. r. und h. r. war doch wesentlich geringer als v. l. und h. l. Bei der 2 tägigen Behandlung mit Kollodium trat ein gewaltiger Rückgang ein, der wieder in eine langsame Erhöhung überging, bei dem unbehandelten Tier. Wenn das ganze schematisch in einer etwas idealisierten Kurve dargestellt werden sollte, so würde sich folgendes Bild ergeben (Abb. 4).

Zur weiteren Prüfung der gefundenen Ergebnisse, sowie zur Untersuchung, ob nicht ein Nachteil aus der Behandlung mit Kollodium erwächst, wurden 2 Tiere, nämlich Nr. 45 und Nr. 16,3 Wochen in der angegebenen Weise auf allen 4 Strichen mit Kollodium überpinselt. Irgendeine Schädigung konnte nicht festgestellt werden. Auch auf weitere Erkundigung hin, bei Human- und Veterinärmedizinern, konnte in Erfahrung gebracht werden, daß diese keinen Nachteil bei Gebrauch von Kollodium finden konnten.

Von den mit Kollodum behandelten Tieren wurden in verschiedenen Zwischenräumen (jede Woche 2 mal) Milchproben zur Keimzahlbestimmung entnommen. In keiner Probe von beiden Kühen konnten in der erst ermolkenen Milch mehr als 50 Keime gefunden werden, in vielen Fällen betrug die Zahl weniger als 20, in den meisten schwankte sie zwischen 5 und 12. Diese Zahlen dürften auf die im Euter ständig vorhandenen Bakterien zurückzuführen sein, es waren auch fast nur Staphylokokken und ich möchte diesen Befund ebenfalls als Ergänzung der Hypothese *Gorinis* von den Euterkokken ansprechen.

Zu diesen Versuchen sei noch angeführt, daß es unbedingt notwendig ist, daß vor der Überpinselung mit Kollodium das Euter sauber ausgemolken, die Zitzen sauber abgewischt und desinfiziert werden. Wird diese Vorsichtsmaßregel nicht eingehalten, so besteht die Gefahr, daß die Nachteile, die unsauberes Melken mit sich bringen, die Vorteile aufwiegen.

Nach den gemachten Erfahrungen kann das elastische Kollodium als Schutzmaßnahme sehr wohl empfohlen werden. Die dabei erforderliche Arbeit ist nicht übermäßig, sie kann vom Stallpersonal ohne Bedenken ausgeführt werden, sofern man die Gewähr hat, daß es gewissenhaft ist. Dort, wo Vorzugsmilch erzeugt werden soll, darf behauptet werden, daß die Milch, so wie sie aus dem Euter kommt, voll und ganz den gestellten Forderungen entspricht, so wie sie auch für die Molkerei einwandfrei sein dürfte. Das saubere Ausmelken mit darauffolgendem Desinfizieren hat die schon früher angegebenen Vorteile. Der Erfolg dieser Behandlung ist kurz folgender:

Es wird sich in den meisten Fällen eine Infektion durch den Melker von einem euterkranken Tier zu einem anderen gesunden vermeiden lassen. Ferner ist auch den zahlreichen im Streu, Kot und Luft vorkommenden Bakterien, die so häufig die verschiedensten Milchfehler verursachen und Erkrankungen bei Mensch und Tier hervorrufen können, die Möglichkeit genommen, durch den Strichkanal ins Euter einzudringen.

Von größerer Bedeutung schien in dieser Hinsicht ferner der Abschluß der ganzen Zitze von der Außenwelt mittels eines Gummihütchens. Der Gedanke hat schon vielfach in der Medizin Anwendung gefunden, es wird dort häufig Gummi zum hermetischen Abschluß von Wunden benutzt, um eine Infektion zu vermeiden. Bei den Untersuchungen mit diesem Gummischutz wurde folgendermaßen verfahren:

Bei einem Tier mit schön ausgebildeten, langen Zitzen, von dem zuerst Versuche den normalen Keimgehalt ergaben, wurde über jede einzelne Zitze ein dünner Gummi von der Art der Gummifinger gestülpt. Dabei wurde darauf gesehen, daß er gut paßte und anliegend war. Vor dem Überziehen wurde selbstverständlich sauber ausgemolken und desinfiziert.

Der Erfolg war sehr gut, es zeigte sich zuerst eine hohe Keimzahl in den ersten Strichen, die ziemlich rasch auf wenige Keime bei der Anwendung des Gummiüberzuges herabfiel. Bei einer weiteren Prüfung, bei welcher 2 diametral gegenüberliegende Zitzen vorn rechts und hinten links unbehandelt blieben, während die anderen beiden v. l. und h. r. einen Überzug mit dem Gummihütchen erhielten, bestätigte sich im vollen Umfang das früher gefundene Resultat. v. r. und h. l. zeigten einen sehr starken Bakteriengehalt (über 5000), während die Zitzen v. l. und h. r., die vorher eine ähnlich hohe Keimzahl ergaben, nach der Anwendung des Gummiüberzuges nur mehr einige wenige Keime aufwiesen, die allem Anschein nach den Euterkokken angehörten.

Wenn auch der Versuch mit diesem Gummischutz bakteriologisch einen ausgezeichneten Erfolg gezeigt hat, so dürfen auch die sehr bedeutenden Schattenseiten nicht verschwiegen werden. Bekanntlich hat jede Kuh ein anderes Euter und beim einzelnen Euter sind wieder alle vier Zitzen verschieden in ihrem anatomischen Bau; die eine Zitze ist lang, die andere kurz, die eine dick, die andere dünn usw. Da müßte fast für jede Zitze ein eigener Gummiüberzug angefertigt werden. Außerdem schlenkert das Euter hin und her. Die Kuh schlägt mit den Beinen, beim Niederlegen und Aufstehen streift sie den Zitzen entlang. Hier konnte die Erfahrung gemacht werden, wenn der Gummi nicht sehr streng sitzt, hält er nicht und fällt weg. Für den Fall aber, daß er zu streng angelegt wird, stört er die Blutzirkulation in den Zitzen und schließlich käme diese Schutzhülle auch noch wegen des großen Verschleißes für die Praxis nicht in Frage.

Der Gummiüberzug ist also ein gutes Schutzmittel, das ein Eindringen von Mikroben ins Euter durch den Strichkanal verhindert, da er den ganzen Strich hermetisch abschließt. Aber wegen der schwerwiegenden, andersgearteten Nachteile kann er nicht empfohlen werden.

3. Versuchsreihe.
(Umhüllung des Euters mit dem Henkelschen Euterschutz.)

Bisher wurden die einzelnen Zitzen direkt abgeschlossen. Herr Geheimrat *Henkel* hat nun vor ca. 20 Jahren einen Euterschutz erfunden und empfohlen, der den Zweck hatte, das ganze Euter vor Bakterien zu schützen, wie schon der Name sagt. Nach seinen Versuchen mit Gär- und Labgärprobe, konnte ein einwandfreier Rückgang der Bakterienzahl in der Milch festgestellt werden.

Dieser Henkelsche Euterschutz besteht aus einem Sack, der größer als das Euter ist. Er wird durch Riemen an vier Punkten festgehalten. Der Beutel wird zwischen den hinteren Beinen durchgezogen und an einem Schwanzriemen mit Haken aufgehängt, vor dem Euter wird er mit zwei Haken an einen Gurt eingehängt, so daß der Sack vorne breit auseinandergezogen wird (Abb. 5).

Der Euterschutz erfordert einige Zeit zum Anlegen, er stört aber dann nicht mehr im geringsten. Vor allem beim Melken, wo er des öfteren entfernt werden muß, kann er durch einen Griff, wie das Bild zeigt, am hinteren Teil heruntergeklappt werden, bis die Melkarbeit fertig ist, und dann wieder durch einen Handgriff befestigt werden. Dies ist auch ein unbedingtes Erfordernis, das er in praktischer Weise erfüllt. Wichtig ist beim Befestigen desselben, daß das Euter ganz lose im Sack hängt und in keiner Weise beengt wird. Auf diesen Punkt ist vor allem beim Liegen des Tieres zu achten. Sind die Vorschriften beachtet und der Beutel genügend groß, so wird von selbst an der Seite, auf die das Tier sich gelegt hat, der Sack ganz über die Euterhälfte gezogen, so daß er mit Schmutz und Streu nicht in Berührung kommt. Auf der anderen Seite liegt die andere Euterhälfte, namentlich der obere Teil, fast bis zu den Zitzen frei, und es werden Luftzutritt und Hautausdünstung nicht gestört. Als Stoff empfiehlt sich nach den bisherigen Erfahrungen entweder die von *Henkel* benützte Wachsleinwand oder auch ein kräftiger

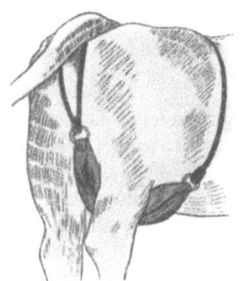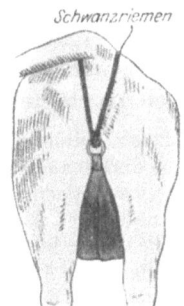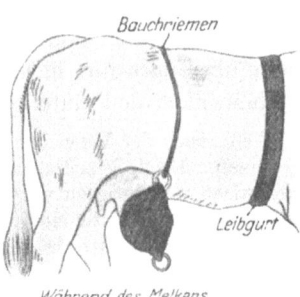

Abb. 5.

Leinenstoff mit wasserundurchlässiger Einlage. Dies ist notwendig, da zu befürchten ist, daß die Tiere dann und wann auf eine feuchte Unterlage zu liegen kommen.

Der Vorzug des Henkelschen, an den der Backhaussche Beutel zum Reinigen und Desinfizieren des Euters erinnert, besteht vor allem darin, daß nicht nur die Zitzen und der Strichkanal vor Verunreinigung geschützt sind, sondern das ganze Euter sauber gehalten wird. Das ist von Bedeutung für das Melken, da in den meisten Fällen die Verschmutzung durch den am Euter klebenden keimreichen Staub eine sehr erhebliche ist. Er verbindet also zwei Vorteile, von denen im Rahmen dieser Arbeit nur zu untersuchen war, inwieweit er das Eintreten der Bakterien in die Zitze verhindert.

Zur Untersuchung wurde Kuh Nr. 42 herangezogen, die eine Milchleistung von 2500 kg aufwies, gut entwickelte Zitzen hatte und leicht melkbar war. Durch Reduktase und Gärprobe, konnte festgestellt werden, daß die Zahlen der Bakterien in den ersten Milchstrahlen nicht unerheblich waren. Nach dieser Feststellung wurde wieder in der üblichen Weise ausgemolken, dann aber nicht nur die Zitzen, sondern das ganze Euter sauber gereinigt und mit Vaseline eingefettet, was den Vorteil hat, daß die am Euter vorhandenen Keime haften bleiben. Nachdem das Tier 5 Tage den Beutel getragen hatte, und jedesmal nach dem Melken die Zitzen gereinigt und desinfiziert worden waren, wurde am 2. I. morgens von allen vier Strichen Proben der ersten Milch aseptisch entnommen. Die Keimzahlbestimmung mittels Plattenkulturverfahren brachte dann folgendes Resultat:

Keimzahl nach fünftägiger Benützung des Euterschutzes.

Vorne rechts	Vorne links	Hinten rechts	Hinten links
15	30	10	25

Dieses Resultat ist ganz erstaunlich und hat die Erwartungen überstiegen. Die sich noch vorfindenden Keime dürften größtenteils als Euterkokken bezeichnet werden, die übrigen dürften von den in den Beutel aus der Luft und von der Haut hineingefallenen Keimen herrühren.

Das Tier trug weiterhin den Euterschutz bis 6. I., also insgesamt 9 Tage. An diesem Tage wurden abermals Proben entnommen und sogleich Keimzahlbestimmungen gemacht. Die Platten blieben bis 9. I. bei Zimmertemperatur und kamen an diesem Tag für 24 Stunden in den 35°-Brutschrank. Nachdem die Proben entnommen waren, wurde der Euterschutz sofort entfernt, das blieb ohne jede außergewöhnliche Behandlung. Am 6. I. abends, 7. I. früh und abends wurden jedesmal Proben entnommen und angesetzt. Nach der letzten Probeentnahme am 7. I. abends, also nach 2 Tagen, wurde wieder besonders sauber ausgemolken gereinigt und der Euterschutz angelegt und weiterhin Proben am 8. I. früh und abends und am 9. I. früh entnommen, welche jedesmal sofort untersucht wurden. Der Versuch sollte zeigen, wie die Zahl der Keime, nachdem das Tier den Beutel 9 Tage getragen hatte, die Zunahme bei dessen Entfernung auf 2 Tage und die abermalige Abnahme bei der Wiederanlegung. Es ergab sich nachfolgendes Bild:

Keimzahl nach neuntägigem Tragen des Euterschutzes.

	Vorne rechts	Vorne links	Hinten rechts	Hinten links
6. I. früh	32	20	45	17

Keimzahl nach Entfernung des Euterschutzes.

6. I. abends	120	31	97	71
7. I. früh	110	285	193	98
7. I. abends	220	162	210	157

Keimzahl nach Wiederanlegung des Euterschutzes.

8. I. früh	62	83	57	10
8. I. abends	5	25	18	1
9. I. früh	4	6	6	10

Während nun am 6. I. die Zahl der Keime sehr gering war, sieht man an den darauffolgenden Proben nach Entfernung des Euterschutzes die allmähliche Zunahme. Wenn die Zahl nicht gleich so hoch wird, so ist doch eine steigende Tendenz nicht zu verkennen und wie wir früher gesehen haben, geht auch die Einwanderung meist langsam vor sich, während die Abnahme sehr rasch erfolgt.

Das Tier blieb weitere 8 Tage mit dem Euterschutz stehen. Die hieraus erfolgte Keimzahlbestimmung der erstermolkenen Milch bestätigte die gemachten Erfahrungen in vollem Umfang, die Zahlen schwankten zwischen 8 und 12. Um eine Kontrolle zu erhalten, wurde ein anderes Tier Nr. 46, zu dem Versuch herangezogen. Merkmale waren:

Lange Zitzen, gute Milchleistung und sehr leicht melkbar. Am 15. I. früh wurden Proben von den ersten Milchstrahlen unter aseptischen Bedingungen entnommen. Das Tier wurde bis dahin, wie jedes andere, behandelt. Hernach wurde es aber ausgemolken, die Zitzen gereinigt, mit Alkohol desinfiziert. Am 15. I. abends wurden wieder die vier Proben in der gewohnten Weise entnommen, sauber ausgemolken, das ganze Euter gereinigt, desinfiziert und der Euterschutz angelegt, der bis 18. I. früh blieb. In der Zwischenzeit wurden bei jeder Melkzeit Proben entnommen zu Keimzahlbestimmungen. Wir haben also eine Probe vom vollkommen unbehandeltem Tier, darauf eine nach besonderem Ausmelken und Reinigen der Zitzen und außerdem noch fünf weitere nach Anlegen des Euterschutzes. Die Ergebnisse sind in folgender Zusammenstellung:

Keimzahl der ersten Milchstrahlen unter normalen Verhältnissen.

	Vorne rechts	Vorne links	Hinten rechts	Hinten links
15. I. früh	1200	1050	1000	970

Keimzahl der ersten Milchstrahlen nach vorgegangenem sauberen Ausmelken und Desinfizieren.

15. I. abends	50	80	150	30

Keimzahlen nach der Anlegung des Euterschutzes.

16. I. früh	30	60	150	10
16. I. abends	90	15	35	51
17. I. früh	32	16	15	10
17. I. abends	9	6	8	5

Diese Zahlen stimmen mit den früheren Ergebnissen überein, sie zeigen einmal die Abnahme bei gewissenhaftem Ausmelken und Abwischen des an der Zitze haftenden Milchrestes, ferner die weitere Abnahme durch den Euterschutz. Auch die Art der Keime entspricht dem bisher gefundenen.

Hier soll nochmals gezeigt werden, wie die Zahl der Mikroben abnimmt beim Tragen des Euterschutzes und wie sie bei dessen Entfernung steigt, um beim Wiederanlegen wieder zu fallen. Das Tier trug 10 Tage den Euterschutz, worauf 2 mal nacheinander Proben genommen und Keimzahlbestimmungen gemacht wurden, hierauf wurde der Euterschutz entfernt auf einen Tag und von früh und abends Proben genommen. Nach dem Wiederanlegen desselben fand eine abermalige Probeentnahme statt.

Keimzahlen nach zehntägigem Tragen des Euterschutzes.

	Vorne rechts	Vorne links	Hinten rechts	Hinten links
früh	47	20	42	7
abends . . .	35	22	33	18

Keimzahlen nach vorheriger Ablegung des Euterschutzes.

früh	55	350	16	23
abends . . .	18000	420	200	195

Keimzahlen nach Wiederanlegung des Euterschutzes.

früh	37	28	41	25
abends . . .	8	13	27	9

praktische Maßnahmen zur Verhinderung ihres Eindringens in die Zitze. 71

Dieses Tier, das ausnehmend leichtmelk war, zeigte, daß unter Umständen auch eine schnellere Invasion von Bakterien möglich ist. Die Zahl 18000, die sich sowohl auf der Original- als auch auf der Verdünnungsplatte fand, darf auf eine außerordentliche unbekannte Verunreinigung zurückgeführt werden. (Es wäre möglich, daß hier eine außergewöhnliche Infektion oder ein großes Kotpartickelchen in den Strichkanal gelangt ist.) Nach dieser Keimerhöhung fand eine ebenso rasche Abnahme statt, wie bei allen Untersuchungen.

Von Nr. 46 wurde der Euterschutz entfernt und nach 8 Tagen eine Probe entnommen, ebenso von Nr. 42, bei dem er schon beinahe 4 Wochen entfernt war, um nochmals den regulären Keimgehalt der ersten Milchstrahlen zu erhalten. Es ergaben sich bei beiden Zahlen, die zwischen 800 und 4500 schwankten.

Stellt man sich diese Zahlen, die man mit und ohne Euterschutz erhält, zusammen, so ergibt sich für die Wirkung ein ähnliches Bild, wie bei Verschluß der Zitze mit Collodium (Abb. 6).

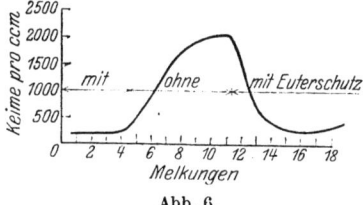
Abb. 6.

Bei allen Versuchen mit dem Henkelschen Euterschutz hat es sich also gezeigt, daß dieser die gestellte Aufgabe erfüllt; es zeigen sämtliche Zahlen, daß die Tiere, beim Tragen desselben eine keimärmere Milch schon in den ersten Strahlen liefern, um so keimärmer natürlich in der übrigen. Weiterhin muß festgestellt werden, daß ihn die Tiere schon am selben Tag, wo er angelegt wird, ohne Widerwillen tragen und man muß annehmen, daß sie sich nicht gestört fühlen. Grundbedingung ist natürlich richtiges Anlegen. Auf eine Sache sei hier noch besonders hingewiesen: Es ist notwendig, daß der Beutel groß genug ist, er darf aber ein gewisses Maß nicht überschreiten, sonst könnte es passieren, daß das Tier seinen Harn evtl. Kot in denselben absetzt. Zusammenfassend läßt sich sagen:

Um eine Vorzugsmilch, oder vielleicht besser ausgedrückt, eine aseptische Milch zu erhalten, genügt es nicht, sauber auszumelken, die Zitze abzuwischen, sondern es muß ein größerer Aufwand gemacht werden. Es hat sich bei der Verwendung von Euterschutz nach den Befunden gezeigt, daß es sehr wohl möglich ist, mit tragbaren Kosten das Eindringen von Bakterien in die Zitze zu verhindern und eine beinahe sterile Milch zu gewinnen.

Zusammenfassung.

Wenn man die vorgeschriebenen Untersuchungen über die praktischen Maßnahmen gegen das Eindringen von Mikroben in den Zitzenkanal unserer Milchtiere kritisch zusammenfaßt, so läßt sich kurz folgendes sagen:

In einer großen Zahl von Fällen genügt schon ein einfaches, sauberes Ausmelken, wie auch weiterhin Abwischen der zuletzt ermolkenen Milchtröpfchen, um auf diese Weise einen flüssigen Kontakt zwischen dem Inneren der Zitze und der mikrobenreichen Umgebung zu vermeiden. Die Wirkung dieser Maßnahmen, die sich wohl bei einiger Sorgfalt in jedem Milchviehstall praktisch durchführen läßt, kann noch erhöht werden, wenn die Oberfläche der Zitze durch antiseptische Mittel, wie Alkohol desinfiziert wird. Bei den Versuchen, den Zitzenkanal zu verschließen, bzw. die ganze Zitze mit Gummihütchen zu umhüllen, zeigte sich, daß solche Verschlüsse zwar eine Keimarmut des Zitzenkanals gewährleisten, aber praktisch nicht gut durchführbar sind, da die in den Zitzenkanal eingeführten Zäpfchen Reizerscheinungen auslösen bzw. die angelegten Gummihütchen Stauungen hervorrufen. Empfehlenswert erschien dagegen die Überpinselung der Zitze mit sog. elastischem Kollodium, das die Haut nicht reizt, einen häutigen Überzug liefert, nach jedem Melken leicht anzulegen und vor jedem Melken unschwer abgenommen werden. Die bakteriologischen Untersuchungen über die Wirkung des Henkelschen Euterschutzes führten schließlich zu der Feststellung, daß diese Schutzmaßnahmen in Verbindung mit sauberem Ausmelken und mit gründlicher Reinigung des Euters praktisch eine Keimfreiheit des Zitzenkanals gewährleistet. Es zeigt sich auch, daß diese Art der Beseitigung und Fernhaltung der Zitzenkeime dazu führt, daß Tiere, die längere Zeit den Euterschutz getragen haben, vor Neuinfektionen weit widerstandsfähiger sind, gegenüber jenen, die ständig von Mikroben befallen sind.

C. Versuchsergebnisse.

Anknüpfend an die schon lang bekannte Tatsache, daß in jeder auf übliche Weise gewonnenen Milch eine nach Zahl und Art mehr oder weniger bunt gemischte Mikrobenflora vorkommt, sollte in vorliegender Arbeit geprüft werden, welche Bedeutung hierfür die sog. Zitzenmikroflora besitzt und welche praktischen Schutzmaßnahmen gegen das Eindringen von den Mikroben in den Zitzenkanal möglicherweise empfohlen werden könnten.

Was die Ergebnisse der in dieser Hinsicht angestrebten Versuche anbetrifft, so läßt sich hierüber zusammenfassend kurz folgendes sagen:

1. In Übereinstimmung mit den Angaben der vorliegenden Literatur ließ sich durch bakteriologische Untersuchungen der sog. ersten Milchstrahlen zunächst nachweisen, daß im Zitzenkanal unserer Milchtiere fast immer eine nach Zahl und Art ziemlich reich entwickelte Mikrobenflora vorkommt. Dieser Mikrobenbefall des Zitzenkanals ist

a) bei verschiedenen Tieren ein und desselben Stalles usw. verschieden, so z. B. bei „leichtmelken" Kühen weit intensiver als bei „hartmelken" Tieren, und daher

b) auch bei ein und demselben Tier je nach dem anatomischen Bau seiner Zitzen abwechselnd, wie auch

c) bei ein und derselben Zitze von Dauer und Stärke der Verunreinigung mit mikrobenhaltigem Material (Kot, Harn, Streu, Futter) abhängig.

2. *Die mikroskopische Analyse der ersten Milchstrahlen ergab dann, bei Anwendung verschiedener Spezialkulturmethoden, daß die Zitzenmikroflora — neben allen möglichen Zufallsbefunden (wie z. B. von Bacterium prodigiosum) — hauptsächlich umfaßt: Typische Vertreter der Coli-Aerogenes-Gruppe, die vorwiegend dem Kot entstammen, ferner Formen der Subtilis-, Mesentericusgruppe, die an der Einstreu haften, und schließlich eigenartige Mikrokokken, die nach den Forschungen Gorinis ihren natürlichen Standort in den Schleimhautfalten des Zitzenkanals bzw. im Parenchym des Drüsengewebes haben und von hier aus in die Milch gelangen. Insbesondere ergab sich bei diesen Untersuchungen:*

a) bei den leichtmelken Tieren überwiegt entschieden der Anteil gewisser Kot- bzw. Streubakterien gegenüber den hartmelken Tieren, wo die ortsfesten Euterkokken stark vertreten sind;

b) aus diesem Grunde gelingt z. B. der kulturelle Nachweis der Vertreter aus der Coli-Aerogenes-Gruppe bei Proben von leichtmelken Tieren meist schon in einfachem Ausstrichverfahren, während bei den hartmelken Tieren erst eine Anreicherung mittels Zentrifugierverfahrens oder mit sog. Vorkultur ausgeführt werden muß;

c) in voller Übereinstimmung stehen mit diesen bakteriologischen Befunden im allgemeinen auch die sog. Gärbilder, wenn auch mitunter selbst in colireicher Milch die gallertige reine Milchsäuregärung auftritt und in Proben mit reichem Gehalt an Milchsäurestreptokokken sich das typische Bild der gasigen Zersetzung mit stark zerfetztem Koagulum zu erkennen gibt. Letztere Erscheinung erklärt sich wohl dadurch, daß trotz des ursprünglichen Überwiegens z. B. des Bacterium coli doch die Milchsäurestreptokokken infolge ihnen besonders zusagender Wachstumsbedingungen die Oberhand gewinnen.

3. *Angesichts der großen Bedeutung, die der Zitzenmikroflora als erster Infektionsquelle frisch sezernierter Milch zukommt, sollte weiterhin die Wirkung allgemeiner Maßnahmen und eines teilweisen bzw. ganzen Zitzen- oder Euterschutzes durch bakteriologische Untersuchungen exakt geprüft werden. Diese Untersuchungen haben ergeben:*

a) In vielen Fällen genügt schon gründliches (sauberes) Ausmelken und vor allem die Entfernung des letzten zurückbleibenden Milchtropfens, um den Keimgehalt des Zitzenkanals stark herabzudrücken. Die Wirkung dieser Maßnahmen kann noch dadurch erhöht werden, daß die Zitzen oberflächlich desinfiziert werden;

b) Um den wirkungsvollen Einfluß, den sauberes Ausmelken auf die Mikroflora ausübt, zu erhöhen, wurde ferner versucht, sowohl den Zitzen-

kanal selbst als auch die ganze Zitze keimdicht abzuschließen. Diese Maßnahmen erwiesen sich jedoch als praktisch nicht gut durchführbar, da ein keimdichter Verschluß des Zitzenkanals durch eingeführte Zäpfchen Reizungen zur Folge hat und die Umhüllung der ganzen Zitze durch Gummihütchen zu unerwünschten Stauungen und Zirkulationsstörungen führen. Unbedenklich ist demgegenüber nach vorliegenden Untersuchungen die Überpinselung der Zitze mit einer Lösung von elastischem Kollodium, das zu einem keimdichten häutigen Überzug erstarrt und vor jedem Melken abzunehmen bzw. nach dem Melken stets neu anzulegen ist.

c) Zum Abschluß des ganzen Euters wurde schließlich der Henkelsche Euterschutz verwendet. Hier ergaben die bakteriologischen Untersuchungen, daß die Umhüllung des nach gründlichem vorherigen Ausmelken und sorgfältiger Reinigung des Euters eine ganz beträchtliche Keimverminderung im Zitzenkanal hervorruft. Weiterhin konnte festgestellt werden, daß Tiere, die längere Zeit den Euterschutz getragen haben, bei vorübergehendem Fortlassen des Schutzes nicht so schnell wieder einen Mikrobenbefall ihres Zitzenkanals erleiden. Vielmehr durch länger andauernde Keimarmut in der Zitze gegen neuerliche Einwanderung (Reinfektion) geschützt sind.

Im Hinblick auf die große praktische Bedeutung, die gerade heute der gesamten Milchwirtschaft und dem mit ihr engst verknüpften Molkereigewerbe wirtschaftlich zukommt, sollte unabhängig von der hygienisch unerläßlichen Forderung nach sauberer und gesunder Milch auch vom ökonomischen Standpunkt aus keine Maßnahme außer acht gelassen werden, die die Gewinnung möglichst reiner Milch gewährleistet. Mögen die vorstehenden Untersuchungen zur Erreichung dieses Zieles beitragen!

Literaturverzeichnis.

Barthel, Chr., Rev. gén. du lait **1**, 505, 529. — *Baumgärtel, Tr.*, Vorlesungen über landwirtschaftliche Mikrobiologie. 1. Teil Grundriß der theoretischen Bakteriologie. — *Baumgärtel, Tr.*, Vorlesungen über landwirtschaftliche Mikrobiologie. 2. Teil Landwirtschaftlich-mikrobiologische Untersuchungsmethodik. — *Bergey*, zitiert nach Sommerfeld, Handbuch der Milchkunde 585. — *Boeckhout* und *de Vries*, Zbl. Bakter. **7**, 825 (1901). — *Burr*, Zbl. Bakter. Abt. 2 **8**, 236 (1902). — *Dombrowski*, Zbl. Bakter. **1910**, 346. — *Ernst, W.*, Grundriß der Milchhygiene für Tierärzte 2. Aufl. 1926. — *Escherich*, zitiert nach Grimmer, Lehrbuch der Chemie und Physiologie der Milch. — *Fleischmann, W.*, Lehrbuch der Milchwirtschaft 6. Aufl. 1922. — *v. Freudenreich*, Zbl. Bakter. 2. Abt. **10**, 401 (1903). — *Genns*, Arch. f. Hyg. **9**, 369 (1889). *Gorini*, Milchw. Forschgn **3**, H. 2 u. 3. — *Gorini*, Zbl. Bakter. Abt. 2 **8**, 139 (1902). — *Grimmer*, Lehrbuch der Chemie und Physiologie der Milch. — *Harrison, F. C.*, Rev. gén. du lait **1**, 457 ff. (1901/02); **2**, 457 ff. (1902/03). — *Henkel, Th.*, Katechismus der Milchwirtschaft 5. Aufl. 1925. — *Henkel, Th.*, und *v. Ostertag*, Melkbüchlein 3. Aufl. 1922. — *Kirchner, W.*, Handbuch der Milchwirtschaft 7. Aufl. 1922. — *Knochenstiern*, Diss. Dorpat 1893 ref. Zbl. Bakter. **15**, 318 (1894). — *Koning*, Milchw. Zbl. **2**, 313 (1906). — *Lafar*, Handbuch der techn. Mykologie. — *Lister, J.*, The Pharm. J. and Transact of the Pathol. soc. of London **29**, 29 (1878).

— *Löhnis, F.*, Handbuch der Landwirtschaftl. Bakteriologie. — *Löhnis, F.*, Landwirtschaftlich-bakteriologisches Praktikum 1920. — *Meissner*, zitiert nach Hueppe, Mitt. Kaiserl. Gesundh.amt **2**, 309 (1884). — *Müller-Lehnhartz*, Hygienisch einwandfreie Milch, ihre Gewinnung, ihre Behandlung und ihr Wert 1914. — *Orla-Jensen*, Die Bakteriologie in der Milchwirtschaft 1913. — *Park*, J. of Hyg. **1901**, 393. — *Renk*, Münch. med. Wschr. **1891**, H. 6 u. 7. — *Sacharbekoff*, Diss. Petersburg 1895, ref. Zbl. Bakter. 2. Abt. **2**, 545 (1896). — *Simon, J.*, Diss. Erlangen 1898. — *Sommerfeld*, Handbuch der Milchkunde. — *Soxhleth, F. v.*, Über die Anforderungen der Gesundheitspflege an die Beschaffenheit der Milch, Dtsch. Z. öff. Gesdh.pfl. **24**, H. 1, 187. — *Steck*, zitiert nach Ernst, Grundriß der Milchhygiene. — *Soxhlet, F. v.*, Über Kindermilch und Säuglingsernährung, Münch. med. Wschr. **33** (1886). — *Uhlmann, O.*, Zbl. Bakter. 1. Abt. **35**, Orig. 224 (1903). — *Weigmann*, Pilzkunde der Milch 2. Aufl.

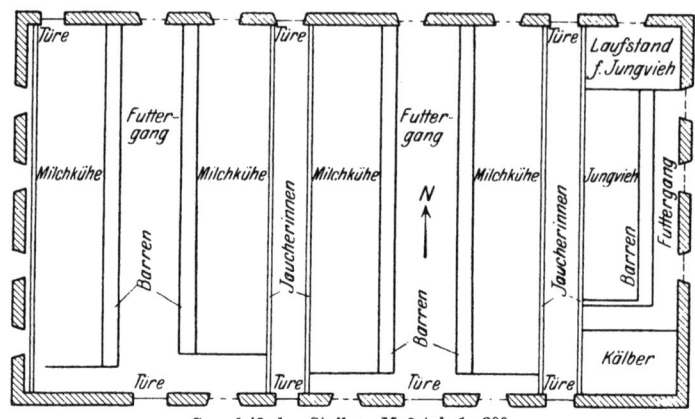

Grundriß des Stalles. Maßstab 1 : 300.

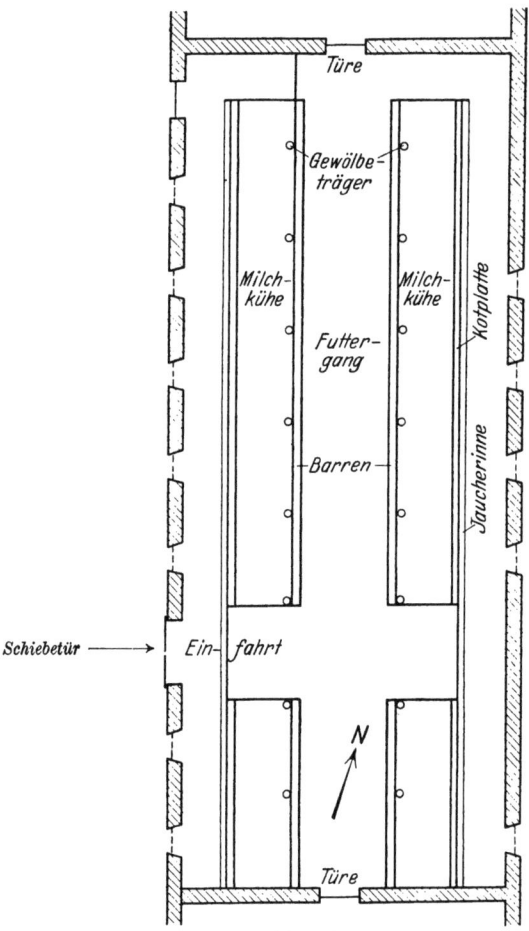

Maßstab 1 : 300.

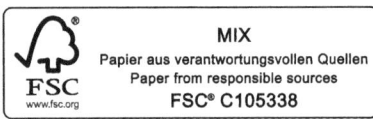

If you have any concerns about our products,
you can contact us on
ProductSafety@springernature.com

In case Publisher is established outside the EU,
the EU authorized representative is:
**Springer Nature Customer Service Center GmbH
Europaplatz 3, 69115 Heidelberg, Germany**

Printed by Libri Plureos GmbH
in Hamburg, Germany